シリーズ日米医学交流 ● No.8

救急医療にみる医学留学へのパスポート

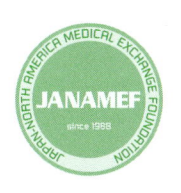

JANAMEF
since 1989

財団法人 日米医学医療交流財団／編

A PASSPORT FOR
CLINICAL TRAINING

はる書房

巻 頭 言

「病める患者には，まず手を差し伸べる．一人で無理なら助けを求める．癒せなくとも支えてあげられる．そして慰めてあげられる」．これは私の恩師 Dr. AW Conn（当時トロント小児病院 ICU 部長）がいつも口にしていた言葉です．多民族，多言語の多様性の価値観の中での医療が日常的なカナダでは，患者を中心に据えて判断し，チームで医療にあたるのが当然の毎日であり，いわばこれが北米での「医の原点」だと思えました．救急医療は，まさに原点に最も近い位置にいる医療だと言えます．

テレビドラマ ER や特別番組などの影響もあり，救急医療への関心は高いものの，とかく救急外傷や心肺停止状態で運び込まれる，「劇的な」患者に目が行きがちです．しかし圧倒的に多い患者は映像になりにくい内因性の原因を持った患者です．そこでは「救急」であるかどうかの必要性は医師ではなく患者が決めるものであり，医療側には常に受け入れる体制が求められます．ただ，医学的な対応の緊急度や必要度は医療者が判断するものであり，決して先着優先であってはならないものです．ここに，トリアージシステムを持ち，救急専門医を中心とした救急医療体制の出番があります．

現代の医療は，伝統的な「私」の患者を「私」の責任で治療する「主治医制」から，診療科，職種を越えたチーム医療へと大きく変遷しています．そこでは，効果的な情報の要約・伝達と，適切な責任配分・分担が極めて重要ですが，こうしたチーム医療を支える基本的な教育がわが国では未熟であり，医療側も国民側も共有できていません．それが，医療側ではコミュニケーション不足であったり，患者側からの理不尽な責任追及の風潮を作り上げ，ひいては萎縮医療の根源につながっていると思います．これは国民にとって不幸なことです．適切な救急医療体制の確立はまさにそれを防ぐ生命線です．

救急医療に限らず個々の医療技術では遜色がないものの，医療全体をささえる体制では日本はまだ学ぶべきことがたくさんあります．本書では，北米の，患者を中心に据えたチーム医療体制をしっかり支える体系的な医学教育，卒後教育の存在が繰り返し述べられており，是非多くの医療者に共有していただきたいです．そうした医療を体験し，教育方法を学んだ人材を増やし，わが国の医療，ひいては国民の健康に貢献できるように支援することは，当財団の大きな使命だと考えています．

2008年6月

日米医学医療交流財団理事長
宮坂勝之

Contents

巻頭言……………………………………………………………………1
宮坂勝之（財団法人 日米医学医療交流財団理事長）

I 部

夢実現への第一歩
──それぞれの留学体験　PART 8──

解説　目指せ，救急医療のパイオニア……………………………9
　　　　～救急医療と外傷外科の最近の動向をふまえて～
小池　薫（京都大学大学院医学研究科初期診療・救急医学分野教授）

＊

chapter 1
ニューヨークから救急医療を考える……………………………19
加藤陽一（ベスイスラエルメディカルセンター救急医学科）

chapter 2
米国救急トレーニングの実際……………………………………37
～インターンの視点から～
有井麻矢（イェール大学医学部救急科）

chapter 3
アメリカに求めたもの……………………………………………57
渡瀬剛人（オレゴンヘルスサイエンス大学救急部）

chapter 4
米国の救急医学教育の根幹をなすもの、とは……………71
志賀　隆（メイヨークリニック救急医学）

chapter 5
救急医を目指す途上で考えたこと……………………87
許　勝栄（横須賀米国海軍病院救急科）

chapter 6
本当にやってみたかったことへチャレンジ…………101
永國里可（アルバート・アインシュタイン医療センター救急医学科）

chapter 7
アメリカの医療現場とそれを支える教育システム…………119
御手洗　剛（スタンフォード大学病院集中治療／救命救急）

chapter 8
小児救急医のアイデンティティーとは？………………139
~小児救急フェローシップ研修体験記~
井上信明（ロマリンダ大学医学部救急科小児救急）

chapter 9
救急から外傷外科への挑戦………………………………153
吉野　理（ニューキャッスル大学医学部外科学大学院／ジョンハンター病院外傷部門）

chapter 10
ボストンでの2年半………………………………………173
関根和彦（慶應義塾大学医学部救急医学）

II部

「米国の医学教育と臨床研修留学の仕方」
―― '07年度 JANAMEF 留学セミナーより ――

chapter 1
米国臨床留学希望者へのアドバイス……………………………187
〜教員の立場から〜
赤津晴子（ピッツバーグ大学内分泌内科助教授）

chapter 2
マッチングへの応募の仕方・書類（Personal Statement）・
推薦状 etc の書き方…………………………………………………203
岸本暢将（亀田総合病院リュウマチ膠原病内科医長）

chapter 3
米国への臨床希望者へのアドバイス……………………………221
〜内科レジデント・感染症フェローの立場から〜
神谷　亨（洛和会音羽病院総合診療科・感染症科部長）

chapter 4
私の海外留学経験……………………………………………………231
1．カナダ・ニュージーランド留学の収穫………………………231
〜垣根のない国際的視野と人とのつながり〜
…富田伸司（国立病院機構長良医療センター心臓血管外科部長）

2．米国家庭医療レジデント研修の収穫…………………………238
〜今，日本の家庭医療への流れを前に〜
…小林裕幸（防衛医科大学病院総合臨床部講師／順天堂大学スポーツ健康科学部客員准教授）

3. 英国医学教育留学の収穫……………………………………242
   〜医学教育学，医学教育研究のすすめ〜
   　　…錦織　宏（東京大学医学教育国際協力研究センター）

4. 米国での内科レジデント及びフェロー研修の収穫………249
   〜帰国後は診断推論の集大成をはかる〜
   　　…野口善令（名古屋第二赤十字病院救急・総合内科部長）

■ 資料

資料1　2009年度 JANAMEF　研修・研究、調査・研究助成
　　　募集要項………………………………………………255
資料2　2007〜2008年度　JANAMEF 助成者リスト……………262
資料3　環太平洋アジア基金…………………………………264
資料4　助成団体への連絡および、留学情報の問い合わせ先……266

あとがき……………………………………………………………269
　小池　薫（JANAMEF 常務理事）

執筆者紹介……………………………………………………………271

Ⅰ部

夢実現への第一歩
──それぞれの留学体験 PART 8 ──

解説

目指せ,救急医療のパイオニア
~救急医療と外傷外科の最近の動向をふまえて~

京都大学大学院医学研究科
初期診療・救急医学分野
教授
小池　薫

　救急医療は医療の原点といわれる.すべての医師はプライマリ・ケアや救急診療に対応できなければならないとして,近年,卒後臨床研修制度が始まった.充実した救急医療研修を提供できるかどうかが,医学生が臨床研修施設を選択する重要な基準となり,優秀な卒後臨床研修医を獲得するため,それまでは救急診療にそれほど熱心でなかった大学病院や総合病院でも,「救急外来の充実」に取り組み始めた.このことも手伝い,日本の救急医療は,重症多発外傷などの重症救急を扱うcritical care(集中治療)から,軽症~重症まですべての救急診療を扱う北米型救急医療(emergency medicine)の方向に大きくシフトしつつある.
　一方,救急外来における研修指導を誰が行うか,初期診療後に入院加療

を担当する専門各科とどのようによい関係を築いていくかなどは，全国的に共通する，避けては通れない課題である．今回の特集に投稿してくださった，救急医療や外傷診療を海外で溌剌と勉強されている先駆者たちの経験と英知が，まさにこれから日本で求められている．

　良い機会であるので，ここで救急医療や外傷外科の歴史や未来を見つめてみたい．

救急医療の問題点
～日本独自の救急医療システムの見直し～

わが国における救急医療の実状
―単独・独立型救命救急センターの存在―

　わが国では昭和54（1979）年に財政難と医師不足の中から，一次（診療後帰宅可能），二次（一般的な入院加療を要する），三次（重症）に分類する救急医療システムが構築された．現在では救命救急センターも全国で200カ所以上となり，数的には充足された感がある．

　救命救急センターは総合病院に併設されることが普通であるが，わが国では少数ながら，諸外国に類例をみない，救急に特化し，施設内で医療を完結させる単独型の救命救急センターが存在する．これは極めてまれな，わが国独特の施設である．一般病院に併設された救命救急センターの中にも，ICU（集中治療室）のみならず独自の入院病床，臨床検査室，診断機器，手術室を保有し，スタッフも全員がセンター所属で，あたかも単独型とあまり変わらない，親病院と機能連携の少ない施設が存在する．

　米国における救急医療サービスは，外傷センターと同様，レベルⅠ～Ⅳまで分類され，地域のニーズと病院の機能により分類されている．すべてが病院機能の一部としての救急医療であり，救急のみを取り扱う独立した施設はない．米国のみならず，英国，ドイツ，スイス，北欧，オーストラリア，南米諸国，韓国，台湾，フィリピン，シンガポール，マレーシアなどの諸外国でも，救急に特化して医療を完結する独立型救急センターは存

在しない.

　このような単独型や，単独型に近い併設型の救命救急センターがわが国で発達してきたのは，本邦の特異的な大学病院の医局や講座制の縦割りが最大の原因であると考えられる．このような縦割りの厚い壁の中でも，何とか救急医療を実践しなければならないという先覚者の強い使命感から，単独型センターが生まれ発展したのである．

　大学の医局や講座制が研究至上主義をとり，学問中心，臓器中心，医療者中心の医療を助長し，救急医療のように患者中心で，時間，場所を問わず対応を要求される医療に対して，協力・助力を拒んできたことも，単独型センターを生み出し，併設型であっても総合病院のなかにもうひとつのミニ病院を構築せざるをえなかった理由であろう．単独型が設置された頃は，救急医療で求められる技術や各専門科における知識と技術が，現在のレベルには遠く及んでいなかったことも，これらのセンターの出現を後押ししたと思われる．

医療技術の発達と救急医療の変遷

　日進月歩の医療技術の進歩により，発症の時間帯を問わず，早期に十分な治療を要する疾患が急速に増加している．求められる診療手技は専門的で高度化し，救急に携わる一部の医師だけでは簡単に対応できない状況にある．また患者の高齢化は，複数科にまたがる疾患を持つ救急患者の増加をもたらした．脳動脈瘤のクリッピングや血管内手術，循環器疾患のカテーテル治療，急性大動脈解離に対する人工心肺を使用した緊急手術などである．24時間365日，万全の態勢でこれらの診療にあたることが要求される時代にもなってきた．

　日本で救急を専門とする医師には，各科と良好に連携すると同時に，中毒や熱傷など，各専門科の狭間にある疾患に対応することが要求される．医学部学生と臨床研修医に対する救急医療に関する教育・研修，プレホスピタルケア，メディカルコントロールシステムと医療情報システムの構築，救急隊員に対する教育・研修に対する責任も重い．

これからの救急医療

またもうひとつの問題点は，救急医療が critical care と混同されてきたことである．わが国では，三次に限定して症例を受け入れる救命救急センターが多数見受けられるが，これらのセンターでは三次救急と critical care のみに対処しており，一次，二次の急性疾患を診療する機会も研修の場もなく，わが国の卒前・卒後教育の中で大きく欠落した部分となっている．一方，多くの一次二次施設における問題点は，救急の診療やトリアージに十分な教育と研修を受けていない医師が，夜間・休日の救急患者に対応している点である．ちなみに，病院が平常業務を行っている時間は1年365日×24時間のうちの4分の1程度に過ぎず，残りは夜間・休日であるという現実も忘れてはならない．

以上の観点から，現在の一次～三次の救急システムについては今一度見直す時期に来ている．救急外来を受診する患者は，何が一次で何が二次か，判断する知識も技能も持たない．プライマリ・ケアに属する救急や急性疾患の教育・研修の場を提供するためにも，患者を一次～三次に分類せずに受け入れられることが当然のことながら理想である．海外で救急医学を勉強した精鋭たちの活躍の場はそこにある．

外傷外科の現状と未来

日本における外傷診療の変化

1960年以降の交通事故の増加に伴い，外傷外科医の需要は急速に高まり，これらに対応するために救命救急センターの設置が始まったといっても過言ではない．ところが21世紀直前から，外傷診療の現場に大きな変化が現れた．

まず，医学の進歩から，ここ30年で外傷患者に対する診断・治療が大幅に進歩し，結果として外傷患者の手術件数が減少した．以前ならば開腹・開胸手術を必要とした症例が，CTや超音波診断，血管造影などの画

像検査の進歩もあり，手術を行わなくても保存的に治療できるようになったのである．近年では，たとえ脾損傷や肝損傷であっても，重症でない限り，開腹手術を必要とすることは少ない．血管内治療や単なる保存的経過観察だけで治療できるようになり，結果的に手術を必要としない外傷患者の数が増加したのである．

また，シートベルト，安全思想に基づいた車体構造の改良，道路の改善などで，交通事故件数が大幅に減ったことも，外傷手術件数の減少に大きく貢献した．

これらのことは患者側から見るといいことばかりのように見えるが，そうばかりとも言えない．米国とは違い外傷センターのない日本では，全国の救命救急センターが外傷診療の砦となっているが，個々のセンターにおける外傷手術件数があまりに少なくなったため，外傷手術のできる医師を新たに養成できなくなったのみならず，技量の維持さえ難しくなってきた．

米国における外傷診療の歴史―外傷センター4つの区分―

有史以前から外傷医療は戦争とともに発展してきたという経緯がある．近代の工業化に伴う労災事故の増加も外傷医療の発展に重要な役割を果たした．米国における外傷医療の最初の転換期といえる1966年，外傷医療システムの原型となったSan Francisco General Hospital, Cook County Hospital, Maryland Shock Centerの外傷センターが産声を上げた．1970年以降は全米各地で外傷センターの整備が進み，今日に至っている．

ACS (American College of Surgeons；米国外科学会) は，外傷センターを機能の違いから，次のレベルI～Vに区別している．

① レベルI

最重症外傷患者の治療が可能であり，外傷外科医を中心とした外傷チームが直ちに治療にあたる体制が敷かれている．施設基準の1つとして，年間1200例以上の外傷患者の入院，ISS score (injury severity score；外傷重症度指数) が15以上の重症外傷患者を年間240例以上経験している

ことが求められる．通常 500 床以上の病院で，都市部に置かれることが多い．

② レベル II

施設基準としてはレベル I とほぼ同等である．ただし症例数については要求されない．脊髄損傷や熱傷，大動脈損傷などの重症外傷はレベル I 外傷センターへ転送する．通常 350 床以上の病院で，都市部に置かれることが多い．

③ レベル III

外傷患者に対して迅速な治療が可能で，必要に応じてレベル I，II 外傷センターへ転送する．

④ レベル IV，V

高度な医療機関がない地域において，外傷初期治療を施した後に他の外傷センターへ転送する．

つまり，レベル I，II 外傷センターは重症外傷患者の治療が可能な外傷医療の砦として，レベル III〜V 外傷センターは地域の外傷医療の拠点として位置づけられる．

後継者不足に悩む米国

近年，米国においても上記の日本と同じ状況が生じ，外傷手術症例数の減少は著しく，外科レジデントの外傷外科研修の機会は減少した．

レベル I 外傷センターの設置は人口 100 万人あたり 1 施設が目安とされてきたが，現状では 200〜300 万人に 1 施設で十分と考えられている．Fakhry[1] は全米 82 の外傷センターに勤務する外科レジデントを対象として，研修期間中に経験する外傷手術件数を調査した．その結果，外傷センターに入院する外傷患者 100 名に対して開腹手術 5 例，診断的腹腔内洗

浄2例，超音波検査13例であり，入院患者1000名に対して脾臓手術3例，肝臓手術3.1例，膵臓手術1例であった．このように，外傷センターに入院する患者でも，手術を必要としない件数は非常に多くなってきた．

　外科処置を必要としない外傷患者は，外科系医師にとっては魅力に乏しく，その結果5年間の外科レジデントが修了した後，外傷外科の専門教育のためのフェローシップへ進む者は年々減少し，深刻な後継者不足が起こっている．さらにこの状況に拍車をかけるのが，Bell Regulation によりレジデントの勤務時間に上限が加わったことである．近年の米国では研修医の価値観が変化し，長時間拘束される外科系プログラムは敬遠され，勤務時間が限られ収入の多い診療科のプログラムが選ばれる傾向にある．このように米国では若手医師の外科離れ，外傷外科離れは深刻な状況を迎えている．

　それに対して AAST（American Association for the Surgery of Trauma；米国外傷外科学会）と ACS も新たな対策を考えた．Acute care surgeon の誕生である．

Acute Care Surgeon（救急外科医）の登場

　新たに制度化された Acute Care Surgeon[2] は，「このトレーニングプログラムの修了者は，外傷患者の急性期治療と集中治療を行い，さらには一般外科の急性期診療を担当する．この新しい専門医は，救急医のように"シフト制"で勤務する．外傷診療に関しては，一般外傷（頸部・胸部・腹部損傷）への対応に加え，限られた範囲ではあるが整形外科ならびに脳外科領域の外科的手技も行う．」と定義されている．

　"シフト制"に関してであるが，米国の外科医はいわゆる"主治医制"が中心で，担当者が時間でシフトする制度はこれまで馴染みのないものである．この変化は自由なライフスタイルを確保するための配慮と思われる．

　上記の説明を補足するために，この新しい外科医に関し5項目の説明が加えられている．

　① Acute Care Surgeon は，新たな手術領域の専門家として，広範な

手術手技を持ち，これに習熟している．
② 就労条件の調整（シフト交代制など）により，男女いずれの医師も家族と過ごす時間を重視でき，希望するライフスタイルの選択が可能である．
③ Acute Care Surgeon は広範囲な領域の手術の修練により，多くの施設で種々の状況に対応可能な経験を積むことができる．
④ Acute Care Surgeon は常に病院にいることを原則としているので，経験ある外科医が不在なために発生することの多い，夜間・休日の合併症の減少に役立つ．
⑤ 医育機関では，常在する Acute Care Surgeon が医学生・レジデントに十分な教育をすることができる．

修練コース案では，5年間の一般外科（general surgery）のトレーニングが修了したのち，2年間の Acute Care Surgery のコースを選択することになる．この2年間のコースでは，12カ月は外傷外科のオンコールに従事しつつ，血管外科・胸部外科・整形外科・脳外科等を1～3カ月程度でローテーションし，9カ月は外科的集中治療を学ぶ．

Acute Care Surgeon に未来はあるのか

従来日本の勤務医は，30時間以上に及ぶ連続勤務を行うことが多かった．外科医の場合，昼間の勤務が終わるとそのまま夜の当直をし，外科系救急患者に対応し，緊急手術となれば手術をし，翌日は朝から予定手術に入り，その上で他の患者さんの診療も行うというものである．しかし，この勤務形態は医師の努力と奉仕の精神の上に成り立っていたものであり，労働基準法に合致せず，医療安全上も問題であることは明らかである．翌日に大切な手術が入っている外科医が，可能ならば前夜の勤務は避けたいと考えるのは当然であろう．

近年，米国ならびにヨーロッパの各国でも同様の状況が起こっていることが明らかになり，「予定手術を担当する外科医」と「緊急手術を担当す

る外科医（Acute Care Surgeon）」を分けるという考え方が現実化したのである．

米国やヨーロッパではこの2～3年で急速にこの動きが進展し，World Society of Emergency Surgery（世界救急外科学会）という学会が立ち上がり，World Journal of Emergency Surgeryというインターネット学会誌も立ち上がった．この学会と学会誌のこれからの方向性を検討するために，2008年7月イタリアのボローニャで会合が開かれるが，私も参加する予定である．いずれ日本でも，外科学会と救急医学会を巻き込んだ形で，この流れが起こるのではないかと考えている．

＊　＊　＊

日本，海外を問わず，救急医療を取り巻く環境は変化し続けています．海外で最新の知識と技能を身につけた救急医療のパイオニアたちは，将来は日本のオピニオンリーダーとして活躍されることが期待されています．今回の特集では，救急医学に関連する基礎研究で留学し，立派な成果をあげて帰国された先生方の手記も見ることができます．では，レベルアップして日本に帰国された皆さんとお会いできる日を楽しみに．

【参考文献】
1) Fakhry SM, Watts DD, Michetti C, et al. The resident experience on trauma : Declining surgical opportunities and carrier incentives? J Trauma 54:1-7, 2003.
2) The committee to develop the recognized specialty of trauma, surgical critical care and emergency surgery. Acute care surgery: Trauma, critical care, and emergency surgery. J Trauma 58:614-616, 2005.

chapter 1

ニューヨークから救急医療を考える

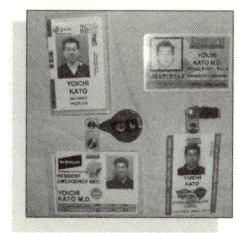

ベスイスラエルメディカルセンター
救急医学科
加藤陽一

July 2006-Present
Resident
Department of Emergency Medicine
Beth Israel Medical Center
University Hospital and
Manhattan Campus for
the Albert Einstein College of
Medicine

❖要旨❖

　まずはじめに，私のERでの典型的な1日について綴ってみた．あまり細かい解説はつけず，良い悪いは抜きにして救急医学のレジデント研修のありのままが浮き出るよう試みた．次に多くの方が興味をもっているであろう米国の救急医学における教育システムについて述べたあと，救急医学とは切っても切り離せない米国独特の医療システムと，ERにおける問題点をいくつか提示した．それらを踏まえて，ERシステムの日本の救急医療体制への導入，そして日本版ERの発展の可能性について論じた．

ある冬の日の ER

　目覚まし時計はいつもどおりの7時に鳴った．カーテンの隙間から，この時期にしては強めの日の光がベッドに白い直線を一筋落としている．窓は凍っていなかった．

　顔を洗い軽く食事を取り，研修開始の際学年でそろえて購入した黒のスクラブに袖を通すと一段と気合が入った．そこに palm，ACLS と感染症それから自分のプログラム独自のハンドブックを押し込み，さらに2本ペンを持った．こちらに来て少ししてから黒いウェストポーチを買った．日本ではあまり見かけなくなり名前も忘れかけていたが，仕事，特に trauma の時には小物を多く入れておけるので重宝している．最後に聴診器をかけ家のドアを開けたのが7時45分，向かいにある病院まで3分，通りの反対側に位置する ER までも5分あれば何とかなる．

　Waiting room を通り過ぎると何人か患者が待っているのが見えたが，ER の中にはベッドの空きが多少あった．Night shift のレジデントに昨晩はどうだったかと声をかけると，"Not bad" との答え．Sign out はそんなに多くはないだろう．ER の時計がほぼ8時を指し，night，day それぞれのレジデントが集まってきた．Sign out を仕切るのは自分たち2年目のレジデントの仕事だ．

　中央のパソコンの前に座り ER 独自の患者管理システムにログインし，上から順に引継ぎを行っていく．Inactive と呼ばれる入院を待っているだけの患者はほぼ数 sentences の引継ぎのみですべて3年目のレジデントに渡され，残りの active な患者——何かしらしなければならないことが残っている——が残りのレジデントに分配されていく．

註：米国では各学会が "ER（Emergency Room）" という呼称をやめ，"ED（Emergency Department）" と呼ぶように求めているが，日本では北米の救急医療体制を "ER" と呼ぶことが広く一般的となっているため本稿ではこれにならって ER という呼称を用いた．

内科に比べれば極々簡単な history に，特に重要な身体所見，検査結果．そして何を疑って——もしくは何を除外したくて——何の手技，検査もしくはコンサルトが残っているのか．それらの結果がAであった場合とBであった場合の disposition ——入院，帰宅などいかにして ER から出すか——が述べられていく．これらが終わると night team はそのまま帰路につく．Day team の面々は自分の患者のより細かいデータを画面でチェックし，一言挨拶もかねてベッドサイドに赴く．そうこうしている内にもスクリーン上の患者は増え続ける．

Non-stop ER

　自分たち2年目レジデントは主に "acute" と呼ばれる胸痛，呼吸困難，ショック等の重症患者に割り当てられるベッド群を中心に診る．もうすでに3人ほどの acute の患者が診察を待っている．とりあえず一番長く待っている患者の画面に自分の名前を入力し，ナースが打ち込んだ vital sign，簡単な history を頭に入れる．Vital に大きな異常はない．これらをチェックしたときから，いや画面上のリストの中で年齢，性別，主訴を見た時点から鑑別診断と，disposition のアルゴリズムが走り出す．そうするように繰り返し指導されてきた．

　今すぐに stabilize しなければいけないか？　この患者を数分から数時間以内に死に至らしめるものを除外したか？　ER で何の検査が必要か？　ER からスタートしなければならない治療はあるか？　家に帰すことができるのか？

　疾患の頻度は勘案するが，指導医は common なものから挙げることを求めない．1年目の頃は，可能性のあまり高くないものにも固執する ER 独特のスタイルに違和感を覚えたこともあった．学生のときに聞いた "zebra"（まれな疾患のたとえ）を追っている気がしたからだ．でも今は違う．まれな疾患でも見逃しが大きな訴訟につながるというこの国の社会的背景に縛られている面もあるが，これこそが ER のスタイルと感じるようになった．目指すのは診断ではなく，大事な疾患の見逃しなく ER から患

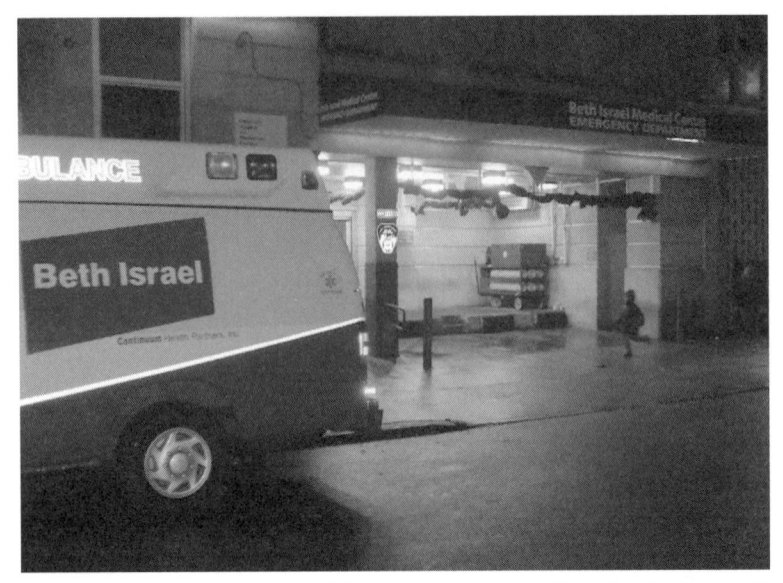

▲ 病院のロゴの入った救急車とERの入口．マンハッタンという立地のため病院，ERともに郊外の大学病院などに比べると狭く詰まっている．ER内の雑然とした雰囲気は，ある意味まさに都会のERといった感じ

者を「出す」こと．そういうことを心の中で唱えながら，acuteの患者を立て続けに「さばいて」いった．

　ERの先輩が言ったことがある．「次々とやって来る患者を無駄なく，スピーディーにバッサバッサとさばいていくのはスポーツに似た快感がある」．2年目になり，たまにそれを実感する日がある．ある時内科の先輩が言った．「ERって浅くないか？」，そうかもしれない．ある疾患分野を究めることを，米国の救急医学は求めていない．いかに多くの患者を効率よく，そして見逃されやすい患者をいかに拾い上げるか．他の科と違って基本的に一発勝負的な面があり，そこが興味深くもあり怖さでもある．ERの深さは他の科とは違うところにある気がする．

　4人目の患者と話しているときER内のアナウンスが"notification"を告げた．救急隊が搬送する患者がある程度重症で，こちらにあらかじめ準備を求めたいとき到着前に入る一報である．ERのレジデントは余程のこ

とがないかぎり現在の作業を中断して集まり，各々患者を迎える準備に取り掛かる．2年目はairwayのコントロール．酸素，吸引等の機器のチェックから挿管，バックアップセットまでスタンバイして待機する．

　内科系疾患でも外傷でも，明らかに病態が判明しているものも，何が起こっているのかよくわからないものも，一見元気そうな患者も，血を吹き上げて騒いでいる患者も皆同じ．限られた前情報しかない重症者を扱うわれわれの基本は，いつもABC，ステップを外さず惑わされず，いかに見逃しをなくし，「防ぎうる死」を防ぎ適切な専門科へとつないでいくかに絶えず心を砕く．

　Notificationの患者が挿管され，MICU（内科系集中治療室）に上がったときには時計は3時を少し回っていた．昼飯をとるには遅すぎる．今食べると夕食に影響するだろう．そう思いながら次の患者をクリックした．

ここにたどりつくまで

　現在私は妻と娘と共に家族3人でニューヨークに住み，マンハッタンにある総合病院で2年目の救急医学レジデントとして研修の日々を送っている．すでに多くの臨床留学者を米国に送り出している東京海上の「N program」と西元慶治先生のバックアップのもと，2006年幸運にもこのプログラムにマッチすることができた．

　米国の救急医学レジデンシーは，内科に比べると募集人数が少なく何よりそのフレキシブルな勤務体系が人気のため，特に米国外の医学部卒業生にとっては比較的入りにくい科となっている．私ひとりの力では到底ここまで来ることはできなかったであろうが，いかに準備したか，面接等はどうだったか等については「N program」の以下のサイト[*]を参照されたい．「米国の救急医学研修―その概要とポジション獲得までの道のり―」というタイトルで渡米までの道のりを記してある．臨床留学一般に関しても，「N program」のホームページからは色々な情報が入手できると思う．

　＊ http://www.tokio-mednet.co.jp/nprogram/essay/18.html

他科にはない教育

　米国での臨床留学の魅力に，その教育体制を挙げる方は多いと思う．現に過去の「パスポート」シリーズでも大いに語られてきた．毎朝行われる各種ラウンドとそれらに伴ういわゆる屋根瓦式の指導体制．食事をとりながらの教育的レクチャー．指導医がベッドサイドで示す素晴らしい診断技術．

　これらは近年の日本の医学教育の中でもクローズアップされ，研修医指導に採り入れるところも多くなってきたと聞く．ここでは内科や小児科とは少し異なるこの科独特の教育について少し触れたいと思う．

基本はマンツーマン

　基本的に，毎シフトごと異なったメンバーがチームを組んで，12時間のシフトをこなすことになる．この中には1年目から3年目までの救急医学のレジデントに加え，内科や外科，家庭医学からのローテーターが加わることもある．これらのメンバーが，基本的にはアテンディングと呼ばれる指導医とマンツーマンの関係で患者を診ていく．

　マンツーマンの指導というのは，救急の現場では意思決定する人間（指導医）にすぐに情報が届かないのはあまり現実的な方法ではないからであろう．もちろん本格的な外傷や心肺停止などはチームとして診療に当たるし，わからないときの質問や手技のスーパーバイズを上のレジデントに頼むことはある．しかし基本は各レジデントがまず自分で診て考え，指導医にプレゼンテーションをしディスカッションをするというスタイルである．グループで治療方針をディスカッションしたり，屋根瓦式にプレゼンが繰り返されたり指導が順に降りてくることはあまり一般的ではない．

　経験のある指導医とのダイレクトなやり取りで学ぶ面は多い．内科等に比べるとプログラムの人数が少ないためマンツーマンの指導体制はよりアットホームな雰囲気を作り出す．シフトが終われば指導医といえども今後

のキャリア，研究活動さらには子育てなどについて比較的気軽に尋ねられるのもうれしい．ただ，教わり教えていくことを繰り返すことでより深く学んでいく，といういわゆる「屋根瓦式」医学教育法の恩恵は他の科ほど享受できていないのかもしれない．

カンファレンスはまとめて

　ER という性格上，プログラムに在籍するレジデントは 1 年の半分以上をシフトワークという勤務体制で過ごしている．このような理由から，仕事の大半が日中に集中し on call や night float といった少数のスタッフで夜間を乗り切る内科などと違い，ランチタイムなど日中の決まった時間に毎日少しずつ行われるレクチャーは私たちにとっては効率が悪い．

　そこで米国の救急医学プログラムのほとんどは，週 1 回ほぼ半日を使い，集中的にレクチャーやジャーナルクラブ，シミュレーションなどを用いた症例や手技の練習を行う．この間レジデントは ER のシフトはもちろん，他の科で研修中であっても研修を免除される．

　救急医学のレジデントがまったくいなくなってしまった病院の ER はどうなってしまうかというと，内科など他科からのローテーターのレジデントと普段は fast track と呼ばれる軽症患者を主に見る ER のセクションで働いている PA（physician assistant：医師助手）という人たちがメインの ER で働き，その不足を補っている．レジデントは労働力ではなく研修をしているのだという信念，教育プログラムへの確固たるサポートは日本でも大いに参考にしたいところである．

色々なコース

　日本でも ICLS，ACLS など救急に関わるコースが多く行われるようになってきた．これらのコースの最大の魅力は，「頻度は多くないが見逃せない」疾患がカバーされ「じっくりと考えるような時間もない」状況での対応，治療や手技について繰り返し学ぶことができ，しかも受講者がそのアルゴリズムを共有できることにある．

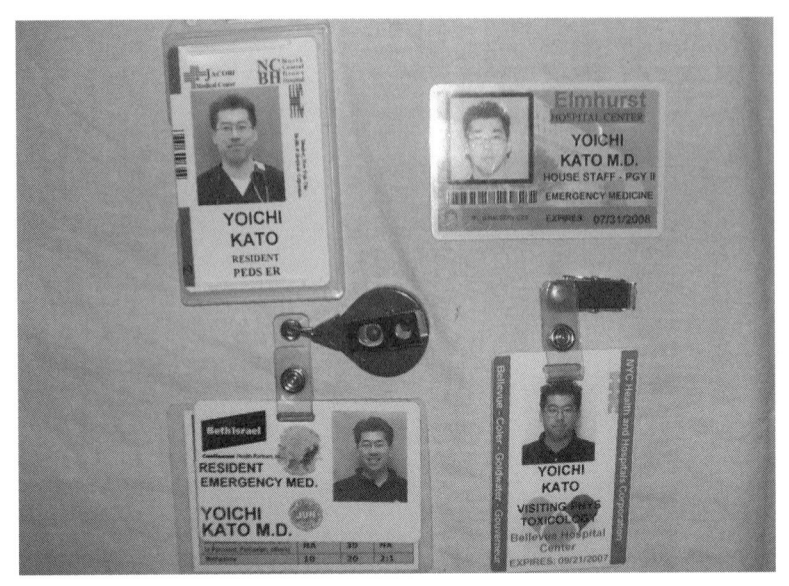

▲ 普段のローテーションで使うIDバッジの一部．様々な施設での研修は様々な患者層，病態生理への出会いを与えてくれる．デメリットは私立病院，公立病院，異なった大学医学部の付属であったりと施設のバックグラウンドが様々であるため，すべてのシステムにまったく統一性がないこと．電子カルテ・オーダリングシステムが一般化してきているため，数カ月離れるとまた一から覚えなおさなくてはならない

　私たちはレジデントプログラムが始まる7月に1カ月かけて，このようなコースを含むオリエンテーションを受ける．BLS，ACLS，PALSそしてATLSの取得はERで働くレジデントにとって必須である．これらのコースに加え，私の所属するプログラムではこの期間中に以下の受講が義務付けられている．

SAFE（sexual assault forensic examiner）コース

　性的暴行を受けた患者をいかに診察するかを学ぶ．精神的なサポートを含めた面接の進め方，HIVを含めた性感染症に対する予防投薬，刑事事件として立証するために必要な数々の証拠採取法の実技等に加え，実際の被害者の話を聞く機会も用意されている．

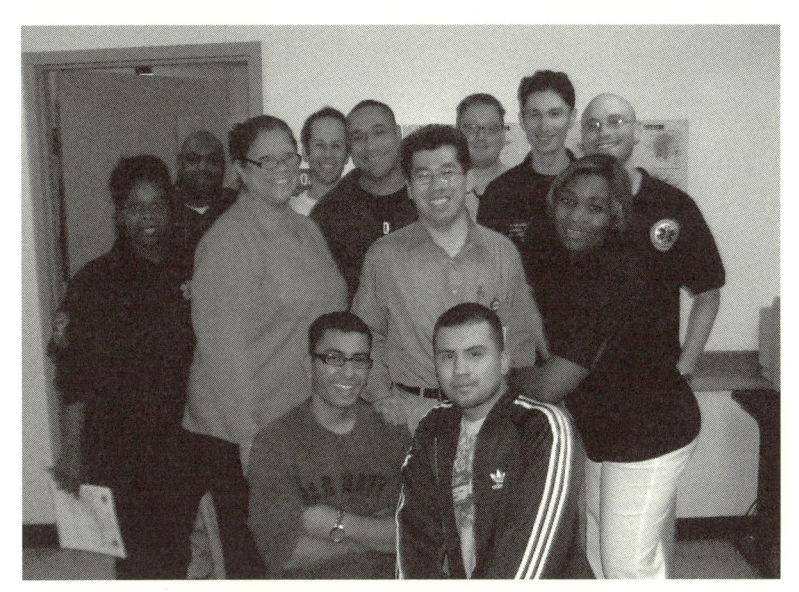

▲パラメディックの学校での授業後，学生と．レジデントが交代で授業を受け持つ

Animal lab

グループ病院の動物実験室にて全身麻酔下の豚を用いて行われる．各種気道確保法（輪状甲状切開等），心囊穿刺，尿道カテーテルを用いた心臓外傷の緊急止血法，大動脈クランピング，チェストチューブ，IO（骨髄内経路）の確保，静脈カットダウンなど．

Difficult airway management

マネキンを用いたシミュレーションシステムで，より臨床に近いシナリオを経験する．

これら以外にも米国では，救急医を対象にした特定のトピックのコースが数多くあり，生涯教育に役立っている．これらの分野は，日米ともにシミュレーション医学の普及とあいまって，今後さらに発展していくものと

思われる.

Off service rotation

　救急医学という性格上，ER 以外での研修は教育のもうひとつの大きな柱である．私たちはこれを off service rotation と呼んでいる．内科, 外科, 整形外科, 各種 ICU は日本のプログラムでも大抵組み込まれているであろうが, ここでは日本ではあまり馴染みのないものを少し紹介する.

Toxicology

　私たちのプログラムでは，世界的にも有名なニューヨーク市の Poison Control Center を 4 週間まわる．ここにはニューヨーク市及びその周辺地域から寄せられた中毒関連情報がすべて集まってくる．私たちローテーターは常に 20 人近くおり，ニューヨーク市内の ER プログラムだけでなく小児科のプログラム出身者, 周辺各州, カナダ, 中国, 米軍関係者等も含まれていた.

　午前中の業務は毎日数十件にも上る中毒関連のコンサルテーションについて，情報を寄せた病院等に分担して電話をかけ，患者のその後の状態をフォローアップする．午後は toxicology のプログラムを卒業したいわゆる臨床中毒学の専門家（バックグラウンドは主に ER, 小児科, 腎臓内科などである）による，とても分かりやすく実践的な講義が毎日聞ける．レジデントの間で最も評判のよいローテーションのひとつである.

Obstetrics

　出産数の多い市内の病院を 2 週間ローテーションする．米国の ER プログラムは研修中に最低 10 例の出産をとることを求めているので，これも必須のローテーションである．日本では産婦人科医以外の医師が行うことに患者の抵抗が強いと聞くが，米国の ER ではこの領域の患者を ER でみることも多く，内診や経腟超音波は大事な技能である．ER での出産の頻度はそう多くないが，それでも私は直接的及び間接的に 3 例，救急車内の

出産の患者を1例経験している．

Administrative

私のプログラムでは2週間，部長・副部長クラスにつき，院内はもとより院外の各種 ER 関連ミーティング，運営会議等に出席する．保険会社や公的保険への医療費の申請方法，またそれに必要な診療録の記載は適切になされているかなど，監督業務について学ぶ．

EMS（emergency medical service）

ニューヨーク市消防局（FDNY）は全米最大規模の EMS 運営機関である．救急車同乗実習に始まり，paramedic に対する投薬，挿管の許可や搬送を拒否する患者等への対処などを遠隔コントロールする部署での実習も行われる．

市の災害医療計画などのレクチャーも，この期間に受けることができる．希望すればニューヨークシティーマラソンの医療班への参加など "mass gathering medicine" の経験も可能である．

上で述べてきた数々の研修医教育には，多大なマンパワーと資金的なバックアップが不可欠である．充実した ER 型救急の研修プログラムを日本で行うには，指導する側の強い意志と情熱が欠かせないのはもちろんであるが，病院及び行政からのサポート，そして施設の垣根を越えた教育的連携も大変重要な要素であると思われる．

米国の医療システムと救急医学

保険と ER

米国の大統領選挙でも話題になるように，こちらでは健康保険が行き届いていない．ホームレスや毎日ぎりぎりの生活をしている人たちだけでな

く，一見普通の会社員風の人でさえ健康保険は高くて手が出ないという人が大勢いる．彼らが怪我をしたり熱を出したりして医療機関を訪ねたいと思ったとき，選択肢は ER しかない．さらに健康保険を持っている人でさえ，自分のかかりつけの医師（ここニューヨーク市内では内科医のことが多い）の予約がすぐに取れなかったり，画像検査や血液検査が必要であったり，入院の可能性があったりすると，予約枠が空いていても診察されずに ER に行くようかかりつけ医から告げられる．このようにして私の働くマンハッタンにはいくつもの総合病院とそれに併設する ER があるにもかかわらず，どこも患者であふれかえっているのである．

　これは救急医学のレジデント教育という点から見れば，地域の急性期の患者を十分経験できるということになる．保険や貧困等の問題から医療へのアクセスが乏しくなり重症になってからやっと ER にやってくるというのもよく見るパターンで，これによりレジデントは日本ではなかなか見かけない重症症例やまれな病態生理を学ぶことができている．銃やその他の暴力，薬物中毒や HIV の蔓延もまた然りである．

　米国の社会制度や医療システムの暗部が間接的にレジデント教育の質を保つのに貢献していることはまことに皮肉である．

混み合う ER

　しかし，レジデントの経験症例数を確保しているこのシステムも，年々増え続ける一方の患者数に頭を悩ませている．"ED crowding" と称されるこのトピックは学会や雑誌でも頻繁に取り上げられている．ER のキャパシティーを超える患者は指導医がレジデントに割ける教育の時間を減らし，最終的には診療の質を下げる事態となっている．

　明らかにシステムを乱用していると思われる患者層は，路上で泥酔しているアルコール中毒患者（中には年間百回以上の受診歴がある者もいる），薬物乱用患者そして何かしらの理由を付けて ER にベッドと食料——なんとこちらの ER では無料で食事を提供しているのである!!——を求めてやってくるホームレスである．彼らの大部分は ER で特段の検査治療をしな

くてもよいのだが，わずかな確率で重大な疾患が隠れていることも考えられる．結局は，すべて見逃しのないように診療しなくてはならない．彼らの中には平気でベッド上で用を足す者もいるため，チームの士気が大いに下がるのもまた問題である．ちなみに，このような患者の大部分は治療費を一切払わない．

検査偏重

　医学にはどうしても確率の要素が付きまとう．特にERでの診断学にはその要素が強い．病歴や身体所見から導き出される鑑別診断もすべて確率の問題であり，ある陽性検査結果も大抵は疾患の診断や除外ではなく，感度，特異度で表される確率を示すに過ぎない．どの程度の確率までなら十分低いとして無視できるのか，その閾値は疾患の重症度だけでなく他の要素にも影響を受ける．

　概してERでは，患者の継続的な診療ができないため内科に比べ，その閾値はどうしても低くなる．しかし米国で起きる頻繁な医療訴訟は，この閾値を合理的に納得できる範囲以上に引き下げてしまっている．そのうえ混雑したERで十分な病歴，身体所見が取れない中では，確率がゼロでないかぎり安易に検査を乱発してしまう傾向にある．

　"Art"と称される美しい病歴聴取，身体所見からの診断は，米国のERではいまや過去のものになりつつある感がある．

ER型救急は本当に日本で必要か

　新臨床研修制度の下，救急のローテーションが必修となったこと，救急患者の受け入れがスムーズにいかず結果的に不幸な転帰を辿った例がクローズアップされたことなどから，ER型救急が少しずつ注目を浴びるようになってきた．

　確かに米国のERでは，救急隊が搬送の許可をいちいち求める必要がないし，患者の容態が安定しないままでの他院への搬送は法律で禁止されて

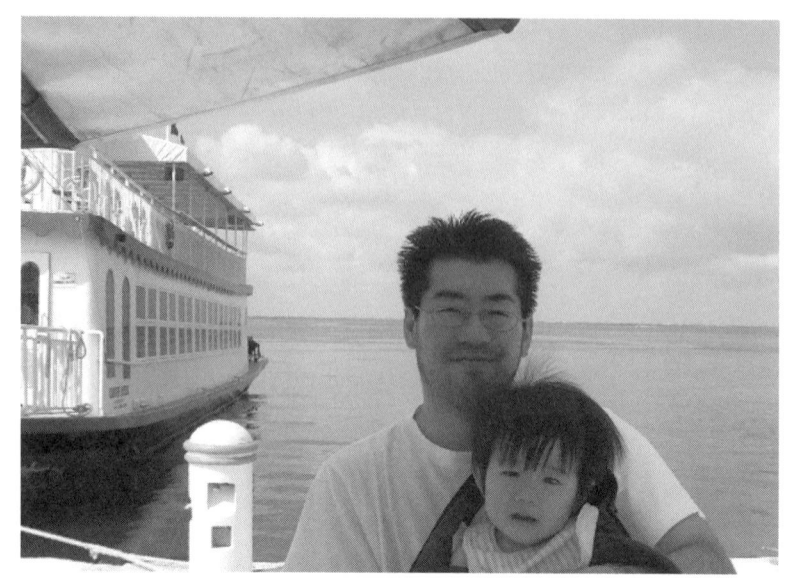

▲ 2週間の休暇を利用して家族でメキシコのリゾート地カンクンへ．On-off がはっきりしている勤務は，家族のある自分にとってとてもありがたい

いる．また，その日たまたま当直であった医師が専門外であったために明らかな産婦人科疾患を見逃して問題になったりすることも，日本に比べたら少なくすんでいるかも知れない．しかし，このシステムは本当に日本でうまく機能するのだろうか？

大きなバックグラウンドの違い

　救急医学は循環器科，産婦人科，放射線科などのように病理的，解剖学的もしくは治療方法論的概念に基づいて形成されている分野ではない．家庭医と同じように「このような知識・技術も持った医者がいてほしい」「こんな医者がいたらもっと効率よい医療システムができるだろう」というような患者・社会からの，そして医療界からの要望と必要性の中から生まれた歴史の比較的浅い分野である．とすれば，上に挙げたような既存科に比べ社会的要因の影響を大変受けやすいことは想像に難くない．

救急という観点から見れば日本は，一部の重症者を除く日中の急性期患者の大部分を，救急部でなく一般開業医や総合病院の外来が吸収してきた．これにより国民は，日中の救急に関しては比較的待ち時間が少なく，しかも専門医にも見てもらえるアクセスのよさを確保したわけである．しかし同時に，患者が急性期に症状と専門科を自分で判断して専門医を受診することができるこのシステムでは，急性期の対処に慣れていない医師に当たるリスク，例えば左肩が痛いといって整形外科を受診する心筋梗塞の患者など非典型的な症状に潜む重大疾患を見逃すリスクを負っている．
　日中の救急患者が救急部以外で診療されているこの状況は，いわゆる一次から三次まですべて受け入れる北米ER型の救急医の育成を遅らせ，最終的にはこれが夜間の救急部をジェネラルにみられる医師ではなく各科もしくは持ち回りの当直医による診療という，日中とは打って変わって医師にも患者にも厳しい診療体制を強いてきた．その結果，「今日の当直医の専門ではないので受け入れ不可能です」などという一般の人には受け入れ難い理由で搬送が拒否される．
　米国では逆に，急性期患者のER以外への受診が制限されているためアクセスという面では多大な犠牲を払っている．軽症であれば数時間を超える待ち時間は当たり前で，市民病院など混雑の激しいERでは10時間近くたっても自分の名前が呼ばれず帰宅してしまう患者も少なくない．ただ重症であればすぐに救急医の診察，治療を受けることができ，搬送の拒否という事態は考えられない．米国の救急医も完璧ではないが，各科専門医に比べると症状から導かれる鑑別診断は科の枠にとらわれず多岐にわたり，特に急性期に気をつけて除外しなければいけない疾患に対するトレーニングをしっかりと受けてきている．
　世の中の資源は有限であることを考えると，すべてをベストにすることは大変困難である．現在，日本の救急医療システムにおいて，重症患者がなかなか受け入れられなかったり，救急外来での見逃しから訴訟に発展するといった現状を社会が問題にし変えたいと強く望むのであれば，ER型救急のように，どんな患者でも断らず受け入れるシステムは現実的で有用

なオプションのひとつであろう．

　ただ同時に社会はアクセスという面で犠牲を払わなければならず，待ち時間はもちろん救急医は各科の専門医ではなく疾患の診断が第一義的な目標ではないので，重症な疾患や早くに治療の開始が必要な疾患が除外されれば診断がついていなくても，「とりあえず今日のところは帰っていただいてよさそうです．この後は明日専門医に詳しく診てもらってください」というように患者にしてみれば，中途半端な気持ちで ER を後にするということも往々にして起こりうる．

　犠牲は患者側ばかりではない．ER に専従する医師は，原則として入院患者の管理は行わないため，ER 型救急の導入には専門各科との緊密な連携及びバックアップが不可欠である．ER 型救急は患者を断らない．これはとりもなおさず病院としてすべての患者を受け入れる——すなわち入院が必要な患者には各科がそれを受け入れる準備があるということである．これはベッドの確保や医師，看護師の当直体制を含め並大抵のことではない．ER 型救急というシステムを採り入れるということはそういうことなのである．

日本で日本版 ER 研修ができるようになる日

　いま ACEP（米国救急医学会）のホームページを見ると，学会設立 40 周年のキャンペーンをやっている．そこで学会のロゴの由来を知ることができた．ACEP のロゴは縦 8 マス，横 8 マス計 64 個の白い小さな四角形の集合体である．その 1 つだけが抜けており，実際は 63 個しかない．これは米国の医療の枠組みから救急医学が欠如していた当時の状況を表したものだという．当時の米国の医師たちも，増え続ける交通外傷患者に対応するために救命救急センターというシステムを作り上げていった日本の先達も，そして今の日本の救急医療システムの現状を少なからず憂える医師たちも皆同じ情熱——「救急医療をよりよくしたい」との熱き思い——を胸に秘めていると思う．

　将来的には，救命救急センターと互いに補完しあう形で ER システムが

┌─【留学先の情報】──────────────────────┐
Saadia Akhtar, MD
Residency Program Director
Department of Emergency Medicine
Beth Israel Medical Center
First Ave at 16th Street
New York, NY 10003
e-mail ● sakhtar@chpnet.org

Sarina Robinson
Residency Program Coordinator
e-mail ● srobinso@chpnet.org
URL ● http://www.bimcem.org
└────────────────────────────┘

　日本でもうまく機能してほしいし，本書の主旨とは矛盾してしまうかもしれないが臨床留学などせずに日本で，日本の社会的，医学的背景を基にした日本版 ER の研修ができる日が来るのを強く望んでいる．それは救急医学の社会的側面を考えると当然ではある．しかし現在 ER のしっかりした教育基盤が日本ではまだ弱い．その修練のため私は渡米を決意した．
　本稿が同じような志を持って臨床留学を目指す方々への助けや励ましになり，さらに日本の救急医療を少しでもよくしていこうとする方々にとっても何らかの参考になれば望外の喜びである．

＊　　＊　　＊

　ここまで来るに当たって，とても多くの方々のお世話になった．あたらめてお礼を申し上げたい．常にサポートしてくれる妻，その笑顔で疲れを癒してくれる娘，日本から応援してくれている家族にも感謝の気持ちを伝えたい．最後に，医学の進歩が今後も多くの人々を苦しみから解放することを願い，本稿を終えたい．

【参考文献】
1) Hoffman RJ, Kato Y, Rivera L, Sheth S, Prokofieva A, Parwani V. Endotracheal intubation experience and practice of Fire Department of New York paramedics.

chapter 2

米国救急
トレーニングの実際
～インターンの視点から～

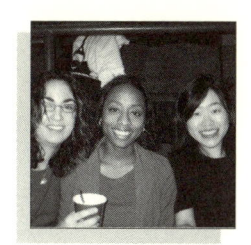

イェール大学
医学部救急科
有井麻矢

June 2007-Present
Resident
Yale Emergency Medicine

❖ 要旨 ❖

　私は 2005 年に慶應義塾大学医学部を卒業し，同大学病院で 2 年間の卒後臨床研修を終え，2007 年 6 月より米国コネチカット州ニューヘブン市にあるイェール・ニューヘイブン病院（Yale-New Haven Hospital）で救急研修を開始した．ここでは，「どこでも，誰でも診ることができる救急医になりたい」という一心で走ってきた道のりを紹介したい．

米国医学教育との出会い

チームの一員として働き学ぶ

　小学校3年から高校卒業までを米国で過ごし，漠然と日米両方で仕事がしたいと考えていた私が，米国で臨床トレーニングを受けることを初めて強く意識したきっかけは，医学部5年時に参加した，赤津晴子先生がプログラムディレクターを務めるピッツバーグ・ジャパンプログラムだ．このプログラムの体験記は以前，『アメリカ・カナダ医学・看護留学へのパスポート Vol. 2〈2004〉』にも執筆させていただいたが，その9日間で経験した毎日の，eye-opening experience は私の世界を百八十度変えた．

　医学生の教育という視点からみて，日米の違いは歴然としていた．最も大きな違いは，医学生の医療チームの中での役割であった．多くの場合，学生は見学が主で「お客さん化」してしまう日本に比べ，ピッツバーグ大学の学生はチームの一員として責任をもって「働いて」いた．特に最高学年の4年生にもなると，学生といえども sub-intern として文字通り intern と同じような働きをするようになる．この仕事のなかにはいわゆる雑用，"scutwork" も含まれ，「ぼくたちはお金（授業料）を払って scutwork をしてるんだからねぇ」と苦笑する学生もいた．しかし現実には学生が scutwork を引き受けることにより，インターンやレジデントの負担が減り，彼らが学生を指導する時間が増えることも事実であった．

　そして，そこまで学生が実際の医療現場で活躍することを可能にするのが，早期から臨床に触れさせ，基礎と臨床を結びつけながら教育するカリキュラムや step-wise approach の医学教育法であった．今でこそ，日本でも多くの医学部で PBL（problem-based learning）が導入されたが，当時の私にとってこれは衝撃であった．こういったプロセスを通して，学生は医学知識を常に臨床現場に即したかたちで吸収していくと同時に，自ら問題解決能力を身に付け，プレゼンテーション能力を磨き上げていく．

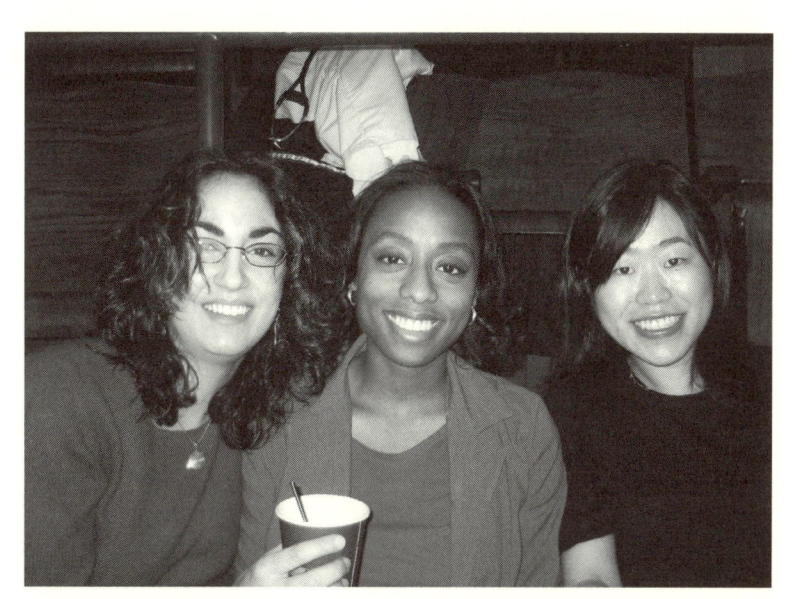

▲左から，パリで生まれ育ち，プリンストン，ニューヨーク大と名門を卒業し，英語，フランス語，スペイン語を完璧に操る才女の Adele，真ん中はジャーナリズムの学位も持ち，本も出版しており，さらに一児の母でもあるスーパーウマンの Tyeese，右は筆者．3人とも救急レジデント1年目．また，他にも同期の女性にはハーバードで MBA をとった Darria，テキサス大でリサーチャーを経て医師になった Melanie がいます．みんなで集まるとおしゃべりが尽きません

　もう1つ，日米の医学生が大きく異なる点は，米国では医学部（Medical School）が4年制の大学を卒業したあとに入学する，いわばひとつの学部というよりは大学院と同じ位置を占めることもあり，学生は様々な背景を持っており，人生の中においても様々なステージにあるということである．現に，私のイェール（Yale）での同期には，パラメディックを経て医学部に入った者，MBA やジャーナリズムなど他の学位を修めた者もいれば，家庭を持ち，レジデンシーと子育てを見事に両立している者さえいる．また，ほとんどの医学生はローンを借りるなり，他の仕事で稼いだお金を使うなどして，自分で学費をまかなっている．

　こういったこともあり，米国の医学生は一般的にいって，人間的にもより mature であり，professionalism の意識が高いという印象が強い．先日，

当レジデンシーの面接に来ていた学生の1人と話していたとき，医学部入学前はストックブローカーをしていたという彼は，私が日本の医学教育制度を説明すると，「高校卒業したての時点で，その後の一生を決める職業を選択しなければならないなんて！」と驚きを隠さなかった．

教育の質の維持，向上が保証された研修プログラム

　話が少し逸れてしまったが，私が学生時代ピッツバーグで目の当たりにした，米国医学教育の最大の利点は，何と言っても，大学病院で医学生やレジデントの「教育」に非常に大きな重点が置かれている，という点であった．これは当たり前のようであって，そうでもない．

　大学病院には，臨床，研究，教育という3つの大きな柱があるが，日本では，残念ながらこの3つのなかで教育は de-prioritize されがちといわざるをえない．臨床や研究の業績が評価され求められるなかで，指導医が学生やレジデントの教育に一生懸命時間を割いても，病院や医学部からの見返りはあまりない．一方で，米国では教育にかけるマンパワー，資金などのリソースが桁違いなくらいに豊富である．また，相互評価システムが整っている米国では，学生やレジデントからの評価が低い指導医は給料を減らされたり，くびになったりと，教育能力が直接指導医の利益に反映する．

　また，米国では基本的にすべての研修プログラムは常に外部の組織，ACGME（Accreditation Council for Graduate Medical Education；卒後医学研修認定委員会）に評価される仕組みになっており，その条件を満たさないプログラムは閉鎖される．教育の質を維持，向上させることにより，医療の質を向上させる目的で 1983 年に設立された，卒後医学教育を統括する民間非営利団体である ACGME は全国共通の卒後研修プログラムの作成に加え，研修施設の査察，監査，認定に携わる．そして，この評議会に属する RRC（Residency Review Committee；卒後臨床研修管理委員会）には，全国から選ばれた各科の指導者に加え，現役レジデントも含まれる．詳しくは下記ホームページ[*]を参照されたい．

＊ http://www.acgme.org

　学生時代にこれらのことを知り，米国で質の高い臨床教育が受けられると確信した私は，5年生の夏から早速その準備に取りかかった．また，高校時代からの居心地よい古巣である慶應を飛び出し，外の世界で自分を試したいという気持ちも強かった．

日米の医療の違い

マンパワー不足な日本の医療

　次に，日米の医療の違いについて3点触れたい．1つ目は医師数と病床数のバランス．2つ目は医療従事者の役割分担の細分化．3つ目は保険制度である．まず，表1をご覧いただきたい．

表1

	日本	米国
医師数（/1000人）	1.98	2.56
看護師数（/1000人）	7.79	9.37
病床数（/10000人）	129.0	33.0
医療費（% of GDP）	7.8	15.4
1人当たりの医療費（$）	2823	6096

WHO health statistics database より

　注目していただきたいのは3行目．単純に計算すると，米国では医師1人当たりの病床数が1.29であるのに対し，日本では6.52と多すぎるという点である．私はhealth statisticsのスペシャリストでも何でもないので，これ以上言及することはできないが，日本では単に医療従事者がマンパワーとして足りないだけでなく，病床数とのバランスを考えなおす必要があ

ると感じてならない．

　2つ目に，日米の医療を比較する際に外してはならないのは，米国の細分化された役割分担である．米国には，日本には存在しない医療従事者の職種がいくつもある．その一部を例として挙げると，respiratory therapist（呼吸療法士），看護師の域をこえた nurse practitioner，医師の監督のもと診察，治療，処方ができる physician assistant（医師助手）など．

　このような職種がそろう大学病院では，救急外来で挿管する際や人工呼吸器が必要な ICU などで，血液ガスをとったり，人工呼吸器を設定したり，weaning をしたりする respiratory therapist が欠かせないし，週に1度行われる5時間の教育カンファレンスに私たちレジデントが全員出席できるのも，その時間帯に救急外来をカバーする physician assistant がいるおかげである．さらに心電図やバイタルサイン記録や採血をし，看護師をサポートする emergency medical technician（救急医療技師）や患者搬送専門係もいる．

　また，看護師について付け加えると，特に救急外来や ICU の看護師の知識，技量は半端でない．ICU では看護師1人が担当する患者は1－2人であることもあり，彼らは本当に細かいところまで気がつく．チームでラウンドする際は必ず担当の看護師も参加し，積極的に発言している．とくに忙しい救急外来では，医師が患者を診る前に，待合室の時点で看護師によって検査や画像がオーダーされており，私たちが診察する時点ですでに検査結果が出ていることも少なくない．これには診察がスピーディに行われるという利点もあれば，ときには無駄な検査がオーダーされるという欠点もある．どちらにしても，看護師の役割が日本に比べて幅広いことに違いはない．

　他にも，私たちを影で支えてくれている職種のなかに，受付係（こちらではなぜか BA, business associates と呼ぶ）がいる．この人たちは外部からの問い合わせの対応や，患者の搬送をコーディネートしたりするだけでなく，私が何か探していると，たいていその場所や電話番号を知っていて，側から助け舟を出してくれる．こうして，救急医は常に様々な職種か

らのサポートを受けると同時に，それらを統括するリーダーでもある．

米国医療制度の影

　日米の医療について，最後に保険制度について少し述べたい．以前より感じていたことだが，米国の医学教育制度は日本よりすぐれていると思う一方で，医療に関しては，患者が自由にかかりたい医師，病院を選ぶことができ，国民皆保険制度が存在する日本の方が一般の患者にとって，よほど patient-friendly だと思う．これは米国の救急外来で働いていると，この国の医療制度の欠陥を日々目の当たりにするので，より強くそう意識する．

　米国ではおよそ6人に1人が健康保険を持たない．そしてその人数は毎年増え続けている．最近ハーバードの研究者が発表した報告によると，全米で破産申告する約半数に，医療費の負担が何らかのかたちで関係している．これは何を意味するのか．よく誤解されることだが，保険の「ある」「なし」で救急外来での対応，治療が左右されることはまずない．問題はその前後なのである．保険のない人たちはPCP（primary care physician）がいないので日々のフォローアップやちょっとした健康相談ができない．よって，重症化してから救急外来に駆け込む．救急外来から直接あるいは入院期間を経て帰宅すると，その後のフォローアップがないので，またぎりぎりまで病院に行かず…と悪循環を繰り返す．

　このような人たちのために，low もしくは no cost で診てもらえるクリニックはあるのだが，何しろニーズが多いため，予約がなかなかとれない．よって，「2カ月前からの腹痛」など，〈なぜ，今ごろ救急外来へ？〉と思ってしまうような人たちで救急外来があふれかえるのである．また，そのような患者の多くは，教育レベルが低いことも悲しい事実である．貧困が教育の機会を奪い，それが様々な不幸につながる．大統領選挙の度に叫ばれる health care reform だが，今回は本当に何か変化が起こるのか，希望を持って見守りたい．

なぜ，救急医学なのか？

幅広い患者層

　これまでは，私が米国で臨床トレーニングを積みたいという考えに至ったまでの経緯を中心に紹介してきた．ここからは，なぜ救急なのかという点について触れたい．理由は単純である．冒頭に書いたように，医者になるからには，どこでも，誰でも診られる医者になりたいと思ったからである．これに最も当てはまるのが救急医であった．さらに加えると，特に米国では，救急医はコミュニティの代表者，代弁者であり，最も幅広い層で患者と接する．この層とは，疾患の重症度や年齢だけでなく，社会的，経済的地位や人種にも及ぶ．

　自分にとって救急医としての醍醐味のひとつは，この仕事をしていなければ，なかなか触れ合う機会のなかったような人たちと接しられることである．それは，心筋梗塞を起こした政治家であったり，銃で撃たれたギャングメンバーであったり，マラリアにかかったナイジェリア出身の学生であったり．こういった経験ができるのは，救急医としての大きなprivilegeである．

イェールの魅力

　それでは，米国で，救急で，なぜイェールを選んだのか．イェールを受験しようと思ったきっかけは，偶然にもイェールの救急研修プログラム出身であり，現在ハーバード大学国際救急フェローシップのプログラムディレクターをつとめていらっしゃる Dr. Stephanie Rosborough との出会いであった．彼女が慶應で講演された際に話をする機会があり，そのプログラムの魅力を伺った．様々な救急レジデンシーで面接し，最終的にイェールを選んだ理由は，あとに挙げる J＆J のプログラム（P.48 表 2 の註 5 参照）があることや，イェール救急の出身者がすばらしい活躍をしているこ

ともあったが，何と言っても一番の理由は，面接に来た際に出会った現役レジデントたちに惹かれたからである．
　イェールの救急レジデントは先にも少し挙げた通り，本当に様々な背景を持っており，とにかく視野が広いうえに行動力を持っている．私が興味を持っている国際救急に，すでにレジデントの時点で携わっている者も少なくなく，先輩のなかには，ルワンダで国連ミレニアム・ビレッジのプロジェクトをリードしたり，リベリアで自分のクリニックを立ち上げたり，選択期間を使ってWHOで研修したりしている者もいる．そして，そういった人たちにかぎって後輩を指導することに惜しみなく献身的であったりもする．このようなすばらしいレジデントたちと共に働くことができる自分は，本当に幸せである．

Dispositionを判断する科としての救急

　さて，少し前に挙げた通り，様々な層の患者と接することができるのは国際色豊かなイェールならではということもあるが，米国に135ある救急研修プログラムの多くは，それぞれの州の中心的な都市にあり，したがって自然と患者層のバラエティに富んでいる．
　これはもちろん偶然ではない．先ほど触れたACGMEが規定する，救急研修プログラムを開くための施設基準の1つとして，「全科の迅速なサポート」が含まれている．これには，内科とその専門科（循環器科，消化器科など），外科とその専門科（外傷外科，脳神経外科，心臓外科など），小児科とその専門科（小児循環器科，新生児科など），産婦人科，整形外科が含まれている．つまり，これらのスペシャリストがいるからこそ，初めて救急研修が成り立つともいえる．そして，そういった大病院はほとんどが各州の中心的な都市にある．
　この最後の点は，日米の救急を分ける重要な点である．元来，日本で発足した救急医学とは外傷外科から生まれたものであり，三次救急，集中治療学を重視する．疾患にもよるが，患者が運ばれてきてから，救急外来およびICUでの治療，さらには退院まで通して診る自己完結型のスタイル

が主流である．対して米国の救急とは，あらゆる疾患の初期治療をし，その disposition（帰宅，経過観察，入院）を判断する科であり，入院患者は一切診ない．つまり，入院が必要と判断した時点で，他の科に患者を引き渡すことになる．この引き渡しはスムーズにいく場合もあれば，そうでないこともある．

　ここで，最近当院で始まった，患者を入院させるまでの新しいシステムを紹介したい．以前は，私たち救急医が入院が必要と判断した時点で，それぞれの科の入院患者を引き受けるオンコールレジデントに連絡し，入院が必要な経緯を説明し，時には長いディスカッションの後，入院ベッドをブッキングしていた．「長いディスカッション」というのは，なかには入院受け入れをしぶり，いわゆる"blocking"するレジデントや，救急外来の方が簡単に検査がオーダーでき，迅速に行われるからということを理由に，本来ならば救急外来で行う必要のない検査を要求してくるレジデントがたまにいるので，それを説得するのに時間がかかっていたからである．

　しかし，新しいシステムでは，ICU を除く内科入院に関しては，こちらが入院を必要と判断した時点で，電話で患者のプレゼンテーション（dictation）をメッセージとして残し，そのまま入院ベッドをブッキングできるようになった．こちらがコンピュータでブッキングをすると，自動的にオンコールレジデントに連絡が入り，そのレジデントは dictation を聞くという仕組みである．救急外来側では，入院チームからのコールバックを待たずに，患者を病棟へ送ることができる．

　この，レジデント間のコミュニケーションを取り除く新しいシステムは，救急側からみると非常に便利なものの，内科側からは評判が悪いのでは，と私は勝手に懸念していたがそうでもなく，これは双方にとって非常に良い結果となった．入院決定から病棟搬送までの時間が大幅に短縮されたことは言うまでもない．ちなみに，こちらからみると理不尽な注文をしてくるような内科レジデントも，自分たちが実際に救急外来をローテートすると，その忙しさに驚き，あまり多く注文をつけなくなる．こうして私たちの間に真の相互理解が生まれる．

また，上記の dictation にも必要な，米国に来てすぐに身につけないと医者として機能できない能力がプレゼンテーション能力である．これは日常的に様々な場で必要になる．他科にコンサルテーションするときはもちろん，救急外来で患者を診た後には毎回指導医にプレゼンテーションを行うし，他科のローテーションでは毎朝，モーニングラウンドで指導医に受け持ち患者のプレゼンテーションを行う．
　それがうまくできるかによって，評価には天と地の差が出る．相手のほしがっている情報をいかに簡潔に，理解しやすいようにまとめることができるか．これは決して一晩で学べることではなく，毎日ひたすら練習するのみである．私がイェールで救急研修を開始して，初めてまわった科はなんと血液腫瘍内科であったが，ローテーション半ばで，「プレゼンテーションがとてもよくなったね」と指導医に褒められたときの喜びは忘れられない．

レジデント主体の研修カリキュラム

研修（教育）病院とローテーションシフト
　幅広い知識や技量が要求される救急医のトレーニングには，当然，他科へのローテーションが欠かせない．プログラムによってカリキュラムに多少の差はあるものの，だいたいは共通している．救急研修は卒後1年目から3年目の3年間プログラムが最も多く，その他にイェールのような卒後1年目から4年目までの4年間プログラムに加え，内科または外科系インターンシップを1年間行ったあとに入る，卒後2年目から4年目までの3年間プログラムがある．ここでは，長い選択科期間と豊富な ICU ローテーションが特徴的なイェールのプログラムを具体的に紹介したい．
　研修は主に2つの病院で行われる．1つはイェール大学医学部の教育病院であるイェール・ニューヘイブン病院．病院全体として944床，救急外来は64床である．64床といっても，カーテンで隔たれたベッドや個室

表2　　　　　　　　　　　　　　　　　　　　　1 block = 28 日間

1 年目	
Yale 救急	3 blocks
Bridgeport 救急	3 blocks
CCU（cardiac Intensive care unit）/ MICU（medical intensive care unit）	1 block
MICU	1 block
内科	1 block
外傷外科	1 block
整形外科 /back up [1]	1 block
麻酔科 / 超音波 [2]	1 block
小児科	1 block

2 年目	
Yale 救急	3.5 blocks
Bridgeport 救急	2.5 blocks
小児救急	1 block
CCU/MICU	1 block
PICU（pediatric ICU）	1 block
SICU（surgical ICU）	1 block
産婦人科 /back up	1 block
中毒学	1 block
EMS（emergency medical services）[3]	1 block

3 年目	
Yale 救急	4.5 blocks
Bridgeport 救急	2.5 blocks
MICU	1 block
CIU（crisis intervention unit）[4]	1 block
外科	1 block
選択科 [5]	3 blocks

4 年目	
Yale 救急	6 blocks
Bridgeport 救急	3 blocks
Clinical chief, administration [6]	1 block
選択科	3 blocks

1）Back up とは，誰かが何らかの事情で休んだとき，呼び出されるピンチヒッターである．Back up のブロック中は，24 時間ポケベルを身に付けていなければならないうえ，病院から 1 時間以内の場所に常にいなければならないが，このブロックは比較的時間に余裕があり，clinical responsibility の少ない（つまり自分がいなくてもその科が困らない）ローテーションと組み合わせてある．こういったシステムがあることにより，本当に休まなければならないとき，周囲に迷惑をかけずに休むことができる．
2）このブロックは午前中が麻酔科，午後が救急外来で超音波というユニークな組み合わせ．麻酔科では，主に気道確保が中心で，オペ室からオペ室へ，ひたすら挿管や LMA 挿入を繰り返してまわる．超音波では，胆囊，大動脈，腎臓や心エコーはもちろん，超音波ガイド下の中心静脈ライン挿入，末梢静脈ライン挿入を行う．後者はベテランナースでもラインがとれない，肥満患者や麻薬常用患者のケースが多い．
3）EMS ブロックは救急車同乗実習．ヘリコプター同乗実習を選択することも可能．
4）CIU は救急外来の一部である精神科患者用のユニット．イェールでは 50 歳以下で，自殺願望など主訴が明らかに精神科的内容である患者は直接 CIU へ送られ，それ以上の年齢の患者は medical clearance といって精神疾患以外の原因を除外したうえで，CIU へ送られる．
5）合計 6 カ月間ある選択科期間を利用して，多くのレジデントは海外研修を行う．特にイェールでは 5000 ドルまで資金が支給される Johnson & Johnson International Scholars Program を利用してアフリカ，南米や東南アジアに研修に行くレジデントが多い．
6）Clinical chief の duty の例を挙げると，月曜から木曜に毎朝行われるレジデントや医学生を対象とした teaching case の担当や，病院の administrative meeting への参加，救急外来で行われた検査のフォローアップなどが挙げられる．後者の例としては，内診で採取した培養でクラミジアが陽性となった患者に直接連絡し，来院してもらい治療するなど．ちなみに米国では当然のように直腸診はもちろん内診も診察の一部として行う．イェールではこれは内診ベッドのある魔の部屋，13 号室で行われ，運の悪い日には，なぜか偶然にも女性の腹痛や性器出血の患者ばかりを担当することになり，13 号室に缶詰状態になることもある．

には収まりきらない患者が，救急外来の廊下にあふれかえることも日常茶飯事である．また，当院はLevel 1成人および小児外傷センターに指定されており，救急患者数はおよそ年間9万人．指導医は成人救急28名，小児救急13名の合計41名で構成されている．2つ目の病院は，イェールの関連病院の1つであるブリッジポート病院（Bridgeport Hospital）という425床の中規模市中教育病院である．こちらはLevel 1外傷センターであると同時にコネチカット州唯一の熱傷センターでもある．ブリッジポート病院には40床の救急外来があり，イェール救急レジデンシー卒業生も数名含む救急指導医は13名いる．

この2つの病院でのローテーションの他にも，マンハッタンのニューヨーク毒物センター（NY Poison Control Center）で行われる中毒学のローテーションや，多くのレジデントが海外研修を選ぶ合計6カ月の選択科ローテーションがある．具体的なカリキュラムは表2の通りである．休暇に関しては1年目は3週間，2年目以降は4週間ある．また，カリキュラムはレジデントの意見によって毎年少しずつ変わる点も強調しておきたい．

各学年で経験する救急外来でのclinical responsibilityは，年を経るごとに増えていく．例えば，1年目は主にhall way shiftと呼ばれ，重症度が中程度までの患者（それでもICU入院になる患者が紛れ込んでいることもたまにある）を一度に4人から8人程度まで担当する．2年目になると，major medical shiftとtraumaが始まる．前者では最も重症度が高く，挿管や中心静脈ラインから胸腔ドレーンまで様々な侵襲的interventionやICU入院が必要な患者を担当，後者では文字通り外傷患者を担当する．3，4年目ではシニアレジデントとして，指導医とほぼ同じ立場でジュニアレジデントや医学生を監督し，教育する．

各学年には原則としてレジデントが12名おり，4年生からは毎年3名，チーフレジデントが選ばれる．チーフは様々な面でレジデントをサポートしたり，レジデント1人ひとりのスケジュールを作ったりする．チーフを選ぶのは私たちレジデントと指導医たち．両方の意見を加味したうえで決定する．また，イェールのユニークな点として，レジデントはレジデント

候補者（医学生）を選ぶプロセスにも参加する．面接の前日に行われる候補者とレジデントのディナーや，イェールで実際ローテーションした候補者に関してはそのときの印象をもとに，レジデントが候補者1人ひとりを評価し，それをプログラムディレクターに伝える．

　自分が候補者のときはこのようなプロセスが行われていることはまったく知らなかったので，今回の面接シーズン中，週に1度のカンファレンスの際に，前の週に面接した候補者の写真が1人ひとりパワーポイントで紹介され，レジデント全員に意見を求めた際は，正直驚いた．カリキュラム作成といい，いかにレジデンシーがレジデント主体で運営されているかおわかりいただけるかと思う．ここまでレジデントの意見が尊重される研修プログラムが日本にあるだろうか．

女医と救急医学

　日本では，女医が救急を選ぶと，相手が医療従事者であるにせよ，まったく関係ない分野の人であるにせよ，「そんな大変な科を選んで大丈夫なの？」というリアクションが帰ってくることが多い．しかし，これには少し誤解がある．むしろ一般的に multi-tasking が上手な女性の方が救急に向いているのではという意見もあるくらいである．日本は病院によってシステムが異なるので一概に言えないが，少なくとも米国の救急は，シフト制で働くため予定が組みやすいし，労働時間がそれほど長くないわりに給料が良いこともあり，女性に限らず一般的に人気がある．実際に，他科のレジデンシーから救急に転科しようとするレジデントもちらほら見かける．

　米国で救急医に占める女医の割合は 28%，救急指導医（faculty）を占める割合は 26%．女性が救急でレジデンシー・プログラムディレクターやデパートメント・チェアパーソン（日本の教授に値する）を務める割合はそれぞれ 15.0% と 7.5%．他科と比べると比較的少ないが，イェールではどちらのポジションも女性であるし，救急医ならば誰もが知っているバイブル，*Emergency Medicine: A Comprehensive Study Guide* の editor-in-chief である Dr. Judith E. Tintinalli も女性である．

2006年1月のAcademic Emergency Medicineには，女性がチェアをつとめる救急科では，女性が指導医およびプログラムディレクターなどのポジションを占める割合が，男性がチェアである救急科に比べて高いことを示す論文が発表されている．イェールの救急レジデント44名中，半分弱の19名は女医であることからみても，今後女性の救急医が増えていくことは間違いない（なお，米国では医学生の約半数が女性である）．日本でも，救急にかぎらず，医学界でこれからどんどんより多くの女性のリーダーが誕生してほしいと願うばかりである．

A day in the life of an emergency medicine intern

　5時半に起床．身支度を整え，1時間後にニューヘイブンのEast Rockという大学院生が多く住むエリアにあるアパートを出て，車で病院へと向かう．運転すること15分，病院の駐車場に車を停め，病院と駐車場をつなぐ地下トンネルを歩き，セキュリティを通過して，途中，院内のカフェでコーヒーをprepaid食費カードの役割も果たす病院IDカードで払い（うれしいことに救急レジデントはレジデンシーからmeal allowanceが与えられている），救急外来に到着．

　7時に救急外来内の患者全員の名前と主訴が羅列されるホワイトボード前でovernight shiftのチームからサインアウトを受け，そのままclinical chiefをつとめる4年目レジデントのMikeが担当するケーススタディに参加するため，救急外来内のカンファレンスルームに向かう．本日のケースは嘔吐，意識障害で来院した11歳の男児．Mikeが「So, what do you want to know (about the patient)?」と問いかけ，みんなで問診をし，診察所見，検査結果を求めながらケースが進んでいく．「ジゴシン中毒ではないか？」という答えにたどり着いたところで，マイクはにっこりとジゴシン中毒についてレクチャーを始める．ちなみにこれらのケースはすべて実際の症例を扱っている．

　救急外来に戻ると，自分に割り当てられた患者がすでに3人待っている．私がレクチャーに出席している間にカバーしてくれていたシニアレ

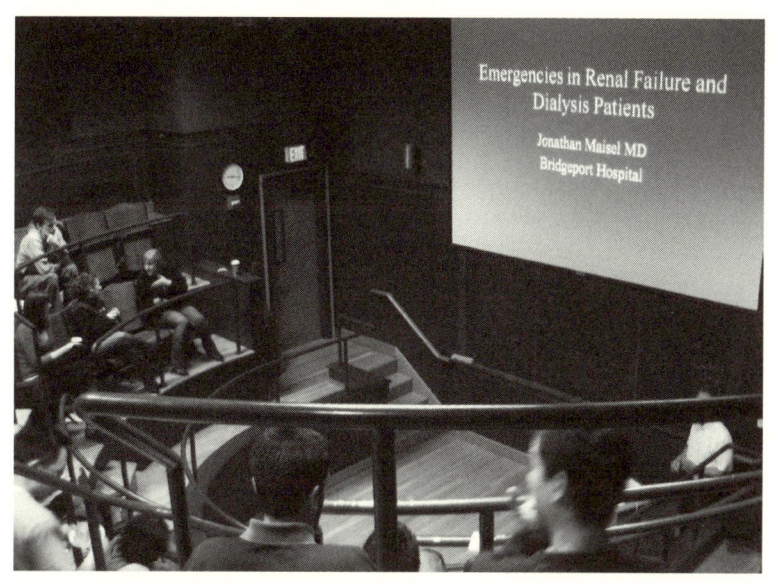

▲この日は週に1度の救急教育カンファレンス．私が大好きな Dr. Maisel による，救急における腎不全，透析患者についての講義．内容はさすが up-to-date で clinical relevance が高く，何より聴衆者を引き込むのがうまい！

ジデントの Jason から，各患者の ED course を聞き，仕事が始まる．忙しい日は食べることも，トイレに行くことも忘れ，ひたすらローラーコースターに乗ったように働き続ける救急外来．指導医やシニアレジデントは気を遣ってくれ，「食事へ行ってこい！」と送り出してくれる．ちなみに病院のすぐ外には，この病院のハイライト（？）ともいえる，トルコ，タイ，インド，中華，メキシカン，お寿司を含めたありとあらゆる料理の屋台が並ぶ．頑張って働いているレジデントたちの大きな味方である．

　食事から戻ると，通常2年目以降のレジデントが担当する major medical area で挿管が必要な患者がいるという話が持ちかけられた．「なんでそれを私に？」と思ったら，たまたまそのシフトで働いているのが内科のローテーターだったので，彼らは挿管ができないことによる誘いだった．そんな機会を断るはずもなく，私は COPD exacerbation による呼吸不全の肥満患者のベッドサイドに行き，バックアッププランの準備をしたうえ

【留学先の情報】

Dr. Laura Bontempo
Yale Emergency Medicine Residency Program Director
Yale-New Haven Hospital
Department of Surgery Section of Emergency Medicine
464 Congress Ave., New Haven, CT 06519 USA
Tel: +1-203-785-5174
Fax: +1-203-785-4580
e-mail ● linda.b.shields@yale.edu (Residency Coordinator: Linda Shields)

で挿管に移った．幸い1回で成功し，みんなから背中をたたかれる．

自分の持ち場に戻り，ホワイトボードを見ると産婦人科ベッドがある13号室の患者が自分に割り当てられている．その日は特に内診が必要な患者が多かったため，内心少しげんなりしながら部屋へ向かう．患者は右下腹部痛でイェール学生保健センターから送られてきた若い女性．問診と内診を含めた診察で，虫垂炎 vs 卵巣捻転 vs 卵巣嚢胞破裂まで絞ったが，その先が進まず，腹部 CT にいくか，経膣超音波に行くかで頭を悩ます．

どちらかといえば内診上，付属器の圧痛よりも，それより少し斜め上の位置をお腹の上から触診した方が痛がっていたから虫垂炎をより疑い，CT を撮りたいと指導医に話し，実際撮ってみると卵巣嚢胞破裂であった．前日はまったく逆のケースを経験していたので（経膣超音波上，所見がなく，CT を撮ったら虫垂炎だった）内診にげんなりしていたことを反省し，もっとスキルを磨くことを誓う．

その後も，問診がまったく当てにならない酔っぱらい男性や，うつ病の既往があり，何を服用したのかわからないぼーっとした若い女性（最終的に tylenol OD で入院した）など，チャレンジングなケースと葛藤しながらも無事シフトを終え，7時に overnight shift のインターンに申し送りし，病院を出て，今度は月に1度開かれるインターンディナー（一番時間的に余裕がある整形外科ローテーション中のインターンが主催し，みんなで集まって食事をする）に向かう．

同期のAdeleが作ったおいしいクレープを食べながら，各ローテーションの情報を交換したり，大統領選挙について議論したり，愚痴をこぼしたりしていると時間はあっという間に過ぎ，家に帰る時間．そして明日もまた何が待っているかわからない救急外来のシフトが始まる．

1年過ぎて

　全米をジグザグ状に飛び回りながら旅し，朝目が覚める度にどこの都市にいるのか毎回考えなければならなかったレジデンシー面接旅行からすでに1年が経った．日本で学んだこと，今年1年で吸収したことを最大限に活かしながら，来年度からは2年目レジデントとして1年目の指導にも当たらなければならない．これから出会うであろうチャレンジをひとつひとつ，本当にすばらしい仲間たちとともに克服していきたい．あこがれの女性，緒方貞子さんのことば，「心は温かく，頭はクールに」をモットーに．
　そして米国での臨床トレーニングを目指しているチャレンジャーの皆様に向けては，アドバイスとして3つ．①なぜ米国で臨床トレーニングを受けたいのか，それをはっきりさせ，他人に情熱をもってわかりやすく説明できるようになること．②思い立ったら，とにかく準備を入念に．③人との出会い，つながりを大切に──どんな出会いがチャンスにつながるかわからない．そしてチャンスが来たら，それを逃さないように，①と②を実行していればきっとうまくいくはず．
　留学のタイミングは人それぞれだと思うが，初期臨床研修修了直後というタイミングは，日米を比較するためにも，研修医として日本の大学病院を経験しておきたいと思ったことや，米国の医学生と同等のレベルでスタートすることを目指した自分にとってぴったりであったと思う．
　最後に，常に私を支えてくれる家族や友人，そして多くを教えてくださった恩師の皆様に心より感謝申し上げたい．皆様のサポートなくして今の私はありません．

chapter 3

アメリカに求めたもの

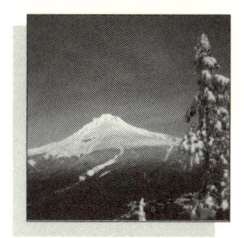

オレゴンヘルスサイエンス大学
救急部

渡瀬剛人
JANAMEF Fellow 2008

June 2007-Present
Resident
Emergency Medicine Residency
Program
Oregon Health and Science
University

❖要旨❖

　ERのドラマが自分に影響を与えなかったと言ったら嘘になる．Green, Doug, Carter はかっこいい．悲しいことに彼たちと自分とではまず見た目から違いすぎる．テレビで活躍できぬのなら臨床の現場で活躍したいと思い，優れた臨床家となるべく教育の進んでいるアメリカでトレーニングを受けようと決心．それが正解だったのか否か？　役に立つ情報はあまりないが，徒然なるままに自分の今までを振り返ってみた．

きっかけは……

アメリカの医療との出会い

　はっきり言って私はかなりの面倒くさがり屋だ．そんな私がなぜアメリカに行こうと思ったのかを少しだけ述べようかと思う．私の母校の名古屋大学は最終学年に海外（アメリカが主だが，ドイツ・イギリス・ポーランドなど欧州も含まれる）での実習を臨床実習の単位として認めてくれる．決して高尚な志があったわけではなく，マンネリ化した学生生活にも少々飽きていた私は軽い気持ちで留学しようと決めた．そんな流れでボストンに2カ月・ノースカロライナ州チャペルヒルに2カ月と計4カ月の留学期間をいただいた．

　最初の1カ月はMGH（Massachusetts General Hospital；マサチューセッツ総合病院）でのEmergency Medicine．それまでの日本での臨床実習の学生としての立場はいわゆるお客さん状態だった．患者さんとあまり関わる機会もなく，責任感もなく，疾患について勉強しても医療をしている印象は薄かった．しかし，いざアメリカでの実習が始まって「ほい，じゃこの患者さん診てきて」といきなりカルテを渡された時のことを覚えている．自分の問診・診察を土台として患者さんのプランが決まっていくことがうれしく，日本では味わったことのない興奮で満たされていた．それはそのあとの3カ月間に実習した循環器・総合内科・感染症でも同様だった．

　高揚した気分も覚めやまぬまま日本に帰国し，日本での生活がまた始まると日米の医学教育の差に愕然とした．アメリカに戻ってレジデントとして教育を受けたい，という小さな芽が芽生えたのはこの頃だった．

救急医療との出会い

　アメリカに行きたいという気持ちを抱きながら医学部を卒業．初期研修は愛知県と三重県の県境にある厚生連海南病院という中規模病院で行った．

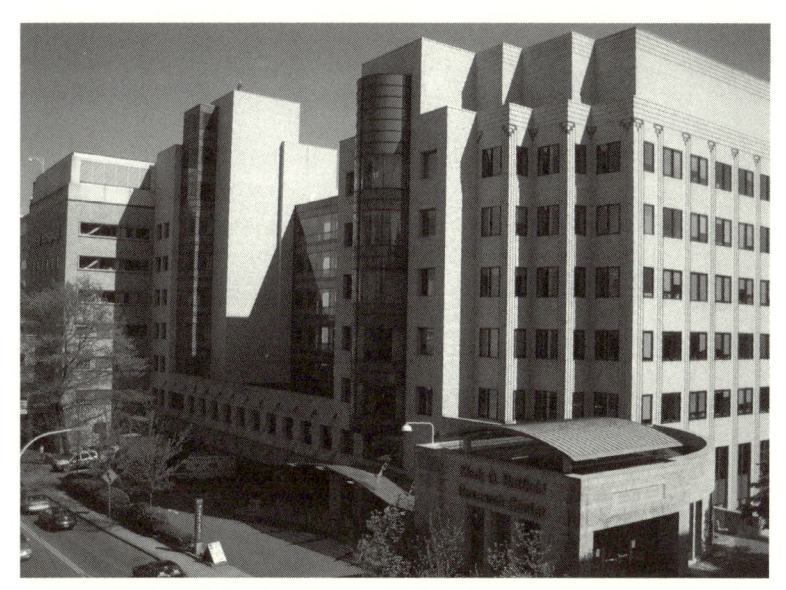

▲ Main hospital──1階がERのentrance

　そこはその地域では唯一と言っていいほど救急医療を行っている病院だが，救命センターではなく，処置ベッド3台，診察室3部屋といった小さな救急外来．しかし，来る患者数や患者の重症度はその救急外来の規模からは想像できないほどだ．救急外来のドアをどんな患者が入ってくるのか分からない救急がとても好きだった．
　ただ，そこで当直をしていた私には考えさせられるものがあった．自分がそこで行っている診療はどれ程のレベルのものなのか疑問に思わずにいられなかった．当直業務中に疑問を上級医にほとんど相談することもできず，唯一頼りとしていたのがかの寺澤秀一先生の『研修医当直御法度』（三輪書店）だった．こんな救急医療でいいのか？　アメリカで実習したときは必ず上級医にプレゼンしてfeedbackをもらって学ぶ機会が多かったのに，今の自分はどうだ？　何よりも患者さんに最善で安全な医療を提供できているのかと悩まずにいられなかった．
　救急医療できちんとしたトレーニングを受けたいと考えていた頃に寺澤

先生の講演会に出席．寺澤先生に「救急のトレーニングを受けたいのですが，どこかおすすめの病院はありますか？」とお聞きしたところ「完成したものはないね，今の日本には」と言われ，落ち込みかけたところ「アメリカに行けばいいじゃん」と言われました．救急医療のトレーニングをアメリカで受けようと決心がついたのはこの時だった．

気まぐれではじめた USMLE？

アメリカに留学するにあたって誰もが避けて通れないのが USMLE．冒頭にも述べた通り，私は決して意識が高い人間ではなく，USMLE の勉強を始めたのも何か目的があったわけではない．大学時代の友人に自分から「USMLE というものがあるらしいけど，勉強してもいいかもね」と軽い気持ちで言ったらしい．そんなことも忘れた頃にその友人から「いつ USMLE の勉強始めるんだ？ 俺はもう本を買ったぞ」と言われ，「何のこと？」という返事をする有様だった．

自分から言い出し人を巻き込んでしまっているので逃げるわけにもいかず，泣く泣く勉強を始めたのを覚えている．その後も勉強嫌いの自分に辛抱強く付き合ってくれた．今から思えば，その友人がいなかったら今頃まだ USMLE に合格していなかったどころか，受けてもいなかったかも知れない．ちなみにその友人はめでたくも私と同時期に，アメリカで小児科のレジデンシーを始めたのだった．

試験の傾向やポイントは変わる

私が USMLE を受けたのは 2002，2003 年なので傾向やポイントは変わってきて，5，6 年経った今となって私がいうことはあまりないと思う．多くの先生方が書かれているように私も First-Aid や Lippincott の Illustrated シリーズと Kaplan の on-line を中心に勉強した．

Step 1 に出題される基礎医学全般は，日本と比べ臨床に関連した内容が多い印象だった．残念ながら私が医学部で勉強（勉強していないと言っ

た方が正しい？）した際には，基礎医学と臨床とのつながりを強調してくれるような講義ではなかったので，勉強内容の優先順位が分からなかった．とくに薬理や微生物に関してこれが顕著だった．この2つの分野は，臨床に進んだ今でも，こちらのレジデントの整理された知識には感心することが多い．

　Step 2 に関しては，アメリカの学生にとっても最近は matching の評価対象となるらしく（私が受けた頃は Step 1 のみが評価対象となっていた），真剣に勉強する学生が増えている．しかし，FMG（foreign medical graduate）である我々にとってこれも Step 1 と同等に大切な試験である．受けるタイミングは国試の知識がまだ新鮮なうちに受けた方がしっくりくる内容だが，日米の医療の標準の違いを中心に勉強し直す必要がある．

　CS に関しては，私は Kaplan のコースは受けなかった．アメリカでの数カ月の臨床実習がかなり役に立ち，自信にもつながった．CS はアメリカでしか受けられないのでお金も時間もかかるうえ，英語が不得意だと余計に気が重くなるが，アメリカで臨床留学するうえで最低ラインを求められているという認識で受験に臨んでほしい．以上のすべての試験に合格して初めて ECFMG の certificate が手に入るが，これも申請してから数カ月かかることがあるので余裕をもって準備する必要がある．

大切な推薦状

　ECFMG の certificate が手に入り安心したのもつかの間，まだスタートラインに立ったに過ぎない．そこから PS（personal statement），CV（curriculum vitae），推薦状など様々な書類の用意が始まる．気が遠くなる思いだ．しかし，推薦状は非常に大切と感じた．しかもこれはアメリカで研修する以上はアメリカの医師に書いてもらうのが圧倒的に有利である．考えてみたら当たり前だ．推薦状を読む立場からしてみたら他国の医療のレベルは分からないし，その国の医師が書いた推薦状がどれ程信頼できるものなのかも分からない．PS も CV も日本の医学部の成績証明書も結局

アメリカ standard と一概に比較できないという現実がある．

　では，どうしたらアメリカの医師に推薦書を書いてもらえるか？　実際に私は日本人 ER 医師 2 人（お一人は非常に著名な方，もうお一人は私のことをたいへんよく理解してくださっている父親のような存在の方），アメリカ人 ER 医師 2 人の計 4 通の推薦状を書いていただいた．アメリカ人医師から書いてもらうにはもちろん自分を知ってもらう必要がある．私はアメリカ人医師が来日した際にカンファレンス（以下，「カンファ」）に出席して積極的に質問した．カンファ後の食事会などではアメリカの ER の事情で盛り上がり，最後に施設見学が可能かと聞いた．推薦状を書いていただく以上はこっちもやる気を見せる必要があり，それぞれの医師の施設で少なくとも 1 週間の施設見学をさせてもらった．こうしてそれぞれの医師に心強い推薦状をいただいた．

　Apply した数の 1 割しか面接に呼んでもらえなかったときは愕然としたが，呼ばれた面接にはもちろん自分のすべてを出した．面接対策としてプログラムからの質問に準備しないといけないのは当たり前だが，こちらからプログラムに対する質問もきちんと用意することも大事である．そして，迎えた match day．第一希望のオレゴンヘルスサイエンス大学（Oregon Health and Science University；以下，OHSU）に match したときの喜びを今でも鮮明に覚えている．

長く厳しいレジデンシーのはじまり

　1 つの事象の終わりは次の事象の始まりとはよくいったものである．Match してホッとできたのもつかの間，それなりに長く厳しいレジデンシが始まるのだった．まだ研修を始めて 1 年も満たないが，アメリカの医療・研修の良い点・悪い点を思うがままに述べさせていただく．

Emergency Medicine の立場

　救急が 1 つの分野として独立してから 30 年以上経つ．しかし他科から

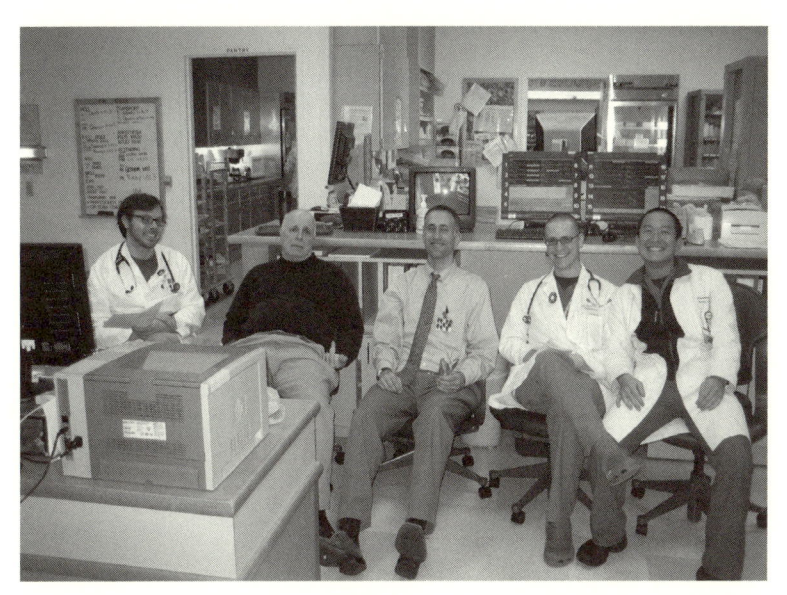

▲ ICUでの一コマ．かなりアットホームな雰囲気

してみたらまだ新しい分野であることは間違いなく，連日ERから患者が入院していくので仕事を増やす科であるEmergency Medicineは他科からはあまりよく思われていないのは事実．これは他科をローテートするとよく分かる．

「またERはこんな患者を入院させて」，「こんな簡単なことを見逃して」などと他科が愚痴っているのを耳にするが，これに関してはあまり腹は立たない．なぜならば仕事が増えた愚痴の対象をどこかにぶつけたいのは十分理解でき，その科の立場からしてみたら当たり前の反応だからである．ER先進国であるアメリカでもこのような次第なので，これからもたとえどの国でもEmergency Medicineの陰として存在し続けていくのだろう．

単独診療禁止

アメリカでは基本的に自分ひとりの裁量で患者を帰してはいけない．3年目のレジデントだろうと必ずattendingにお墨付きをもらってからで

ないと患者を帰せない．これは患者の面から見たらとても安心できて文句のつけようがない．ところが，私は日本で卒後1，2年目の当直などでは，自分ひとりの判断でほとんどの患者を帰していた．

　今から思えば恐ろしいことをやっていたと思う．実際，帰すか帰すまいか非常に悩むケースもあったし，見逃しがあったときなどは叱られ落ち込みもした．しかし，その分勉強には熱が入った．こういう体験をした症例・疾患は一生忘れない．けれどもやはり，研修医の単独診療は医療安全・訴訟対策の面から見たら非常に危険な側面が少なくなく，今は日本でも禁止となっている．自分の実体験の失敗から学ぶ機会が減った代わりにhands-on trainingや，失敗から学ぶということを目的としたsimulation labが発展してきている．

細分化

　細分化は医療の知識の増加・技術の進歩に伴うもので避けられない．しかし，これに伴う煩わしさがあるのも事実である．簡単な超音波の検査にしても専門の技師にやってもらわないといけない，コンサルトするにも電話してやっと3人目で目的のコンサルタントにたどりつく，体腔内のCTガイド下リンパ節生検は胸腔・腹腔・後腹膜と部位によって呼ぶ医師が異なる，など挙げれば切りがない．より高度な専門医療を受けられるのは喜ばしいことだが，generalistとしてコンサルトする救急医・総合内科医・家庭医には紛らわしい限りである．

訴訟

　訴訟大国と言えば，アメリカ．これはレンジに猫を入れて死んだ事例，たばこを吸い続けて肺ガンになった事例，マクドナルドで毎日食べ続けて太った事例などエッと思う例を挙げたら枚挙に暇がない．残念ながら医療も例外ではない．驚いたのは医師・病院・製薬会社を訴えようという内容のテレビCMが法律事務所によって流されているのだ！

　アメリカでは医療保険によって行える検査が限られているから日本に比

べて検査が少ないとよく耳にするが，これには思わず首をかしげてしまう．明らかに筋骨格系の胸の痛みに心筋梗塞の検査を行ったり，脊椎評価のstandardはCTであったり（今はCTによる被爆が問題になっている！），過剰な検査や治療をして訴訟に対応するという患者・医療者・医療経済にとって悪い傾向が見受けられる．訴訟があるから不必要な検査・治療を行う→診療の煩雑化・医療費の高騰→医療機関に対する不満・不信→訴訟閾値が下がるといった悪の循環ができあがっている．日本もこの方向に向かっているのは残念である．

前述した単独医療禁止や細分化もこの訴訟という問題が根幹にある．古き良き時代では医師は患者に真剣に向き合い，患者は純粋に医師に感謝していたのだろうと思うと，文明は進歩しているのか退化しているのか分からなくなるときがある．

医療の偏在

日本でも医療の偏在が叫ばれているが，アメリカの方が深刻と感じられる．というのも総医師数を国土面積で割った場合，アメリカは日本の10分の1である．病院に来るのに数時間車を運転してきた心筋梗塞患者（アメリカでは救急車も有料という地域が多い）や，ガソリン高騰の時代に医療機関まで遠いため通院ができなくなる患者など診療していると何とも悲しくなるときがある．

教育

アメリカに留学しようとそもそも考えたのは，この医学教育のためである．アメリカの医学部を卒業していないので正確さに欠くかも知れないが，まず驚かされるのは医学生の臨床に関わる時間の多さとその責任の大きさである．もちろん，これをサポートする臨床以外での教育がしっかりしているから成り立つのであろう．責任感もあり，推薦状に関わってくるので医学生も必死である．時として医学生のプレゼンがあまりにもすばらしいので，うっとりしてしまうことがある．

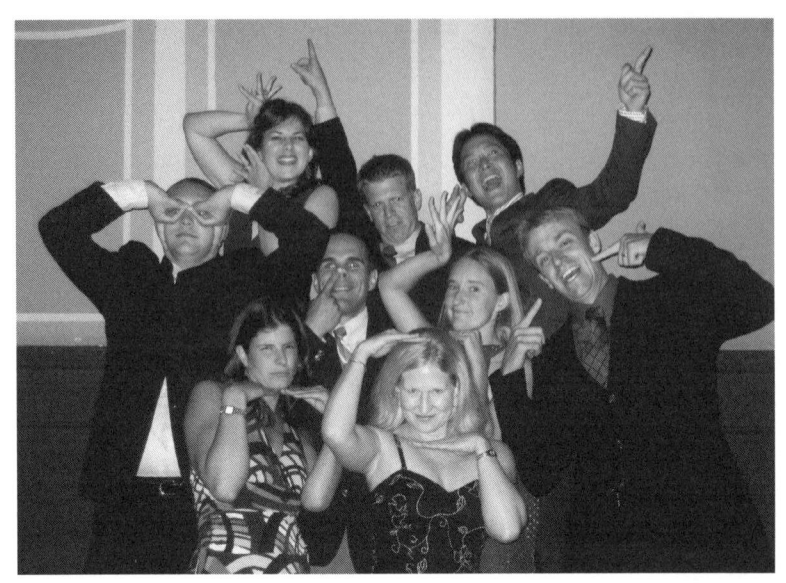

▲先輩の卒業式でふざける同期．右上が渡瀬

　さて，レジデントの教育．カンファは毎水曜日に 7：00 〜 13：00 まで行われる．例外のローテーションもあるが，この時間は基本的にカンファに出席できるように守られている．カンファの内容はバラエティーに富んでいて，外傷，M&M，論文抄読などオーソドックスなものから，さらにはER で不快な経験をした者を招いての discussion，医療裁判を模倣した模擬裁判，卒後進路のレクチャーなど興味深いものまでが展開される．これだけのカンファを毎週できるのは，やはりそれなりのマンパワーとお金があるから成立しているのは言うまでもない．

　また，臨床現場での教育についても述べておかなければならない．Attending に毎症例プレゼンして短いながらも discussion するのは，新しいことを学べるだけでなく，自分の思考パターン・詰めの甘さの振り返りや discussion 能力の向上という意味でも非常に意義深い．日本でも運がよいとすばらしい指導医に恵まれるが，まだ運によるところが大きい．日本でも教育システム・教育する医師の重要性が認められる日がそう遠くな

いのを願う．

評価

　これに関しても多くが述べられており，目新しいことはないと思われる．評価において日米の最も異なるところは，やはり教育という項目がいかに重視されているかであろう．Resident の attending に対する評価のほとんどは教育に関するものである．Attending への評価がそのまま葬られるようなことはなく，翌年度の人選にあたって ER の chairman がこの評価を非常に重要視するらしい．Attending もふんぞり返ってはいられない．しかしながら多忙なときや勤務時間が終わっているのに，この評価を気にしてか延々と教育をし続ける attending もいて困るときがあるのも事実である．

Well being

　個を尊重するアメリカらしく，レジデントに人間的な生活をさせるという考えも行き渡っている．かの有名な研修医に週に 80 時間以上は働かせないというのは過労によるミスを犯した研修医が発端となり規則となったものである．

　当院の EM プログラムでは，研修 1 年目の最後の週を一緒に過ごせるように同時に 1 週間の休みを与える（これを含めて計 4 週間／年の休暇），4 週間で 20 シフト前後，シフトとシフトの間は 10 時間以上空けるなどといった考慮がなされている．EM は他のプログラムに比べて研修医を大事にする印象を受ける．こうすることによってミスを極力抑え，リフレッシュした状態で働け，最終的にこれがより良い患者ケアに結びつくのであろう．

これから〜日本とアメリカの同志とともに〜

　残すところ数カ月で1年目が終わろうとしている．先日 program director と年に一度の面接があった．何と言われるか不安であったが，「我々として外国の卒業生をプログラムに受け入れるのはそれなりの不安やリスクがある．しかし，この1年で Tak（私のアメリカでの愛称）はその不安を吹き飛ばすほどの活躍をしてくれた．来てもらって本当に良かったよ」と言っていただけたときは，何ともうれしくまたほっとした瞬間だった．おおげさかも知れないが，日本人として恥ずかしくない仕事をしようという気持ちで毎日研修に挑んでいた．

　研修はまだ2年間残っており，さらに色々と感じることがあるだろう．しかし，この1年を振り返って，留学したことは間違いがなかったと思う．USMLE 試験や matching という長くて孤独な過程を耐える価値は十分あると自信をもって言える．まだ2年の研修が残っておりその後のことはあまり具体的に考えていないが，日本の ER 後期研修に少しでも関与できたらと思い Education や International Emergency Medicine の fellowship —— OHSU で今年から立ち上げられて，他プログラムの IEM と少々内容が異なっており，外国での救急システムの立ち上げに関わる fellowship である——をおぼろげに考えている．しかし，これからまだ色んな人との出会いや出来事があるだろうし，それに応じて柔軟に考えていこうと思う．

　今年の matching で Emergency Medicine に match した日本人医師は，私の知っている限りでは5人．少しずつであるがアメリカで救急を研修する人の数は増えており，同志が日本のみならずアメリカにもいることは何とも喜ばしいことである．内科・小児科・家庭医療などでは比較的多くの日本人がこちらですでに研修を終えているが，救急に関してはまだまだ少数である．これからもアメリカで救急の研修を終えた医師が増え，日本で頑張っている同志と日本独特の ER が立ち上げられたらと切に思う．そんな仲間に，アメリカでの救急研修を目指している読者の皆さんにも是非加

【留学先の情報】
Patrick Brunett, MD, FACEP
Director, Emergency Medicine Residency Program
Associate Professor & Associate Chair for Education
e-mail ● brunettp@ohsu.edu

Cindy Palmer
Residency Coordinator
e-mail ● palmerc@ohsu.edu

Department of Emergency Medicine
Oregon Health & Science University
3181 SW Sam Jackson Park Road, CDW-EM
Portland, OR 97239-3098
URL ● http://www.ohsu.edu/emergency/residency/

わっていただけたら，このうえなく頼もしいかぎりである．

日本 ER の将来像

　アメリカのような ER が整っていない日本では，患者のケア・若い医師・医学生の教育という面でまだ改善の余地が多く残っている．しかし，ER 検討委員会や救急の学会でも少しずつ北米型救急医療（ER）に関する題材が増えているというのは大きな前進である．また，私が勤めていた名古屋掖済会病院も含めて，ER が充実した病院は増えてきている．アメリカが様々な面で進んでいるのは事実だが，日本の ER は日本ならではの ER であるべきだと思う．日本ならではの良さ（阿吽の呼吸，器用さ，小回り）をそのまま活かして，アメリカの優れている面を取り込んで日本特有の ER ができたら，それこそ理想である．自動車や電気製品はもともと日本が発明したものではないが，日本特有の勤勉さと緻密さで日本製品は一

級品であると世界で賞賛されるまでに至った．

　たしかに，現状ではアメリカに遅れをとっていることや，新しい体制を立ち上げることの難しさなどの困難もあろう．それでも，質の高い ER が日本にできるのもそう遠くない日のことであろうと信じてやまない．

　最後に私が好きな Steven Jobs（Apple 設立者）の言葉；"Stay hungry, Stay foolish."

　謝辞　厳しいながらも常にサポートしてくれた両親・兄，より良い道に導いてくれた日本の多くの先輩医師・同期に，この場を借りてお礼を述べさせていただきます．

chapter 4

米国の救急医学教育の根幹をなすもの、とは

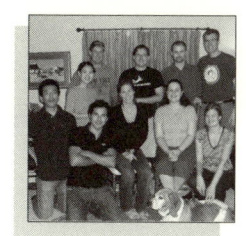

メイヨークリニック
救急医学

志賀　隆

July 2006-Present
Resident
Mayo Clinic Emergency Medicine

❖要旨❖

　臨床医学を目指すきっかけになったのは，英国の家庭医でした．老若男女の，多種多様な問題にごく自然に対応するその姿に新鮮な驚きを覚えました．卒業後は，東京医療センター，在沖縄米国海軍病院，浦添総合病院救命救急センターで研修に励みながら，学生時代からの夢であった留学を目指しました．今，その夢を現実のものとし，いつか日本で北米式の救急医学を推進したいとの思いをあらためにしています．帰国子女でもなく，とくにコネもなかった私が，外国人にとっては狭き門とされる救急レジデンシーに挑戦し，レジンデト 3 年目を迎えるまでをまとめてみました．

正攻法でのチャレンジ

家庭医の存在感

　私は帰国子女の友の語学力への憧れを持ちつつ大学に入学し，赤津晴子先生の『アメリカの医学教育—アイビーリーグ医学部日記—』(日本評論社)を読んで以来，海外で教育を受けてみたいと思うようになりました．そんな中，医学教育振興財団の派遣で英国バーミンガムの家庭医の診療所を見学．大学で専門科を回っていた私にとって，老若男女多種多様な問題をごく自然に診療する家庭医という存在がとても新鮮で魅力的に映りました．

　その年の夏にはまた横須賀米海軍病院を見学，オープンな雰囲気と優秀なインターンに憧れ，秋に受験しました．結果は不合格．同門でサッカー部の同期の友人とともに臨床研修修了後の捲土重来を計ることを誓い合いました．

　卒後研修は，研修医の受け入れ実績があり雰囲気のいいところ，救命センターや総合内科があり夜間に救急外来での研修ができる病院，という観点から目黒の国立病院東京医療センターにて行いました．山あり谷ありの研修でしたが，素晴らしい先輩・同僚，熱心な指導医に囲まれ，とても貴重な経験をさせていただきました．中でも救急外来での経験は刺激的で，様々な問題に限られた資源で対応するマルチタスク，トリアージなどに興味を持つようになりました．

　福井大学の寺沢秀一先生の『研修医当直御法度』(三輪書店)は何度も読み返し，「この人のように救急外来で働きたい」と強く思いました．熱しやすい性格もあり，いきなり福井大学に電話をかけて，関東にいらっしゃるという寺沢先生にお目にかかりました．

　研修2年目の夏から秋にかけて，就職活動を行いました．今回落ちたら渡米すること自体を諦めようと思っていた米海軍病院の受験では，横須賀

は書類選考で落ちたものの，在沖縄米国海軍病院に合格することができました．同門のサッカー部仲間も一緒に合格し互いに喜び合ったのでした．

　海軍病院の同僚は，舞鶴市民病院・沖縄中部病院・武蔵野赤十字病院で研修を終えた者のほか，やる気溢れた新卒の2人でした．内科・外科・小児科・産婦人科・救急・精神科を回り英語の上達と米国式の医療に慣れる1年間でした．毎朝のモーニングレポート（インターンが症例報告を1日1例）から始まる英語づけの日々は，沖縄の青い空と海という素晴らしい環境の中とてもよい経験となりました．

　USMLEの準備もまだ不十分だった私は，同期と励ましあいつつ，Kaplanの問題集をインターネットで解く毎日でした．それでも休みを利用して，本場のERを見学しに出かけたこともありました．このときは，フィラデルフィア在住の海軍病院ゆかりの救急医のご夫妻のお世話になりました．

　海軍病院でのインターンを終えたものの，USMLEの勉強は思うようにはかどっていませんでした．私としては，渡米準備に配慮してもらえ，かつ自身の勉強になるところを探したいと思っていたところ，浦添総合病院からお誘いをいただくことができました．救急・集中治療・麻酔を中心に2年間を過ごしました．救急部長の井上徹英先生のもと，岩野歩先生・斎藤学先生という素晴らしい指導医に恵まれ，臨床医として成長させていただきました．

　新たに臨床研修制度をスタートさせ，ヘリコプターによる救急搬送を始めるなど常に挑戦的な取り組みを行っていた民間病院で働け，とても勉強になりました．また，ICUを中心とした入院診療をしっかりと経験できたことも，大きな糧となりました．

応募の条件

　充実した毎日に，渡米を迷った時期もありました．しかし，急性期の多様な外来中心の診療を米国の系統だった教育から習得し，日本で北米式の救急医学を推進したいとの思いで，やはり米国留学への道を進むことにし

ました．

　USMLE の試験は，その頃 Step 1 と Step 2CS までは合格していました．麻酔科研修中，毎日眠気と戦い，ぼやきながらも半年間がんばって Step 2CK をクリア，2005 年の 4 月に念願の ECFMG certificate を取得しました．私の勉強法は大まかにいって日本の国家試験と一緒です．問題をやって参考書に書き込むことの繰り返しでした．Step 1 のときは First Aid という参考書，Step 2 は Prescription for the Boards という参考書を使い Kaplan，USMLE world という 2 社の問題集をインターネットで解きました．

　救急医学のプログラムは外国人の割合が 1 ％（内科は 18％）と極端に低いため，多くの人から「コネでもないかぎり正攻法では難しい」といわれましたが，そういわれると「何とかしてみせる」と思ってしまい，正攻法で挑戦しました．

　USMLE の高得点・著名な米国人救急医からの推薦状・米国式医療での診療経験・日米の学会での発表などの活動・海軍病院でのベストインターン・浦添総合病院でのリーダーシップ……など選考上考慮されると思われることを達成し，プログラムに応募しました．応募したのは，過去に〈日本人医師を面接したことがある〉〈自分が見学に行ったことがある〉〈外国人を採用したプログラム〉を中心にしました．

　面接が近づくと，海軍病院時代の指導医と模擬面接を重ね，岸本暢将先生の『アメリカ臨床留学大作戦— USMLE，英語面接を乗り越えた在米研修医による合格体験記と留学に役立つ情報—』（羊土社）を隅々まで読んで想定質問と解答を作り，全米 7 カ所を渡り歩きました．また，面接前にはその施設の救急外来を必ず見学するようにし，そこで働くレジデントの様子を見るようにしました．結局，その圧倒的な設備と教育環境の充実，そしてプログラムディレクターの人間性によい印象を受けて，メイヨークリニックをランクリストの一番にしました．

　2006 年 3 月，ミネアポリスの救急医日比野誠恵先生のお宅でスクランブルに備えていた私は，メイヨーにマッチしたことを知ったのでした．

米国の救急医学教育の根幹をなすもの

規模

　米国中西部に大草原の小さな家の舞台になったミネソタ州があります．その州都から60マイル，ロチェスターという小都市に巨大な医療センターがあります．19－20世紀にかけて米国医学・外科学の発展に貢献したと言われるメイヨークリニックです．

　メイヨークリック救急部はレベル1外傷センターで，50床と3台のヘリコプターで年間8－9万人の患者を診療する組織です．指導医30名以上，看護師は約100名以上を擁します．救急医学のレジデンシーは1999年からと新しいのですが，多くの特徴的な点を有します．縁あって私は2006年6月よりこちらで救急医学の研修を始めました．

　クリニックの基幹病院は2つあります．セントメアリー病院（Saint Mary's Hospital）とメソジスト病院（Rochester Methodist Hospital）です．どちらも1000床規模の巨大な病院ですが（平均在院日数が極端に短いため同じ1000床でも規模は日本より大きいものと考えられます），救急部を持つのはセントメアリー病院のみです．救急部は50床あり，そのうち常に除細動器・モニター・心肺蘇生キットが搭載されたベッドのある多発外傷や重症患者のためのcriticalエリアのベッドが12床，腹痛や整形外科的問題などの急性疾患に対応するacuteエリアのベッドが10床ずつ2つ，小児救急外来が10床，経過観察エリアが10床ですべてをあわせると50床となる計算です．

　経過観察エリアを除き，それぞれのエリアで指導医が1名・レジデントが2－3名常時診療に当たっています．また医師助手（physician assistant）が風邪や単純な裂創などを診るfast trackというエリアが上記に加えて8床あります．日本と違いICUと救急部の区別は明確で，上記の救急部50プラス8床とは別に内科・一般外科・術後混合・循環器・心臓

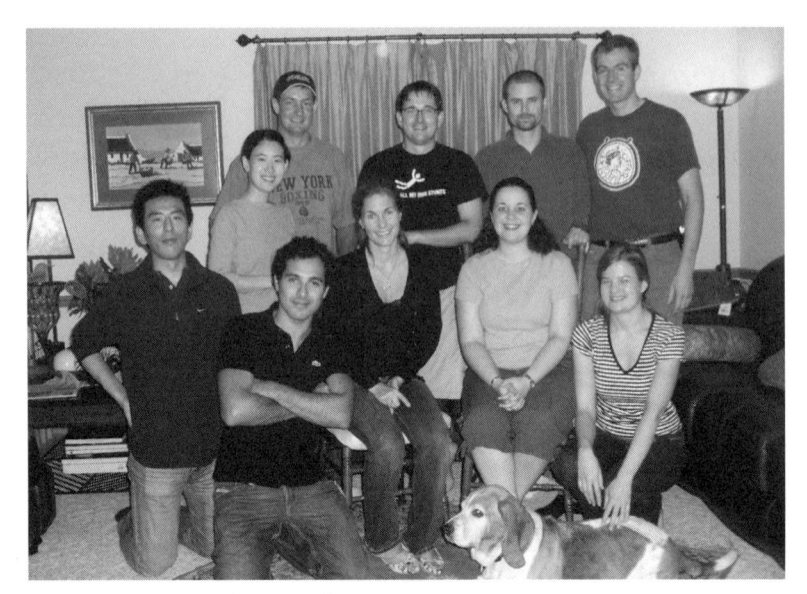

▲ 3年間を共にする同期とのホームパーティにて

外科・血液内科 / 移植・神経・小児ごとの ICU が計 200 床あります．

トリアージの基準

　限られた医療資源を有効活用する災害医療などで不可欠なトリアージは米国の病院内の救急医療にも応用されています．日本の救急医療システムは，救急隊が病院到着前に患者の重症度を判定し，搬送先を決めるシステムを採っています．外傷などでは有効に機能するのですが，内科系の主訴に対しては，限られた時間と情報ということもあり，しっかりした判断をするのはなかなか難しいのが現状です．米国では，外傷は日本同様に病院到着前に重症度を判断し高次の医療機関に搬送する方式を採っており，内科系の主訴に関しては医療機関にて判断するのが前提となっています．救急外来での患者トリアージの基準には，米国で開発され広く利用されている Emergency Severity Index:ESI© を使っています．実際にトリアージするのは看護師（トリアージナース）の仕事です．

米国でも病院の救急部の規模は千差万別であり，小さいものはとくにエリアを分けずに診療しています．大きくなってくると，ある程度重症度によってエリアを分ける施設が多くなるようです．ESIでは1－5段階に患者を分類，重症度1は心肺停止など今すぐ蘇生が必要な患者群，重症度2は胸痛・痙攣・多発外傷など迅速な対応が必要な患者群，と分類されます．医療行為をすぐに必要とする重症度群1－2はcriticalエリアでの診療となります．重症度3は多数の医療資源（検査や治療など）が診断治療に必要な患者群と分類され，これらの患者は計20床のacuteエリアにて診療を受けます．重症度3に分類された場合でも，バイタルサインに異常があると重症度2に格上げとなりcriticalエリアに移されます．重症度4－5は検査や治療などの医療資源が1つ，もしくはまったく必要ない場合（風邪や単純な裂創など）であり，日中は医師助手が診療するfast trackエリアにて診療を受けます．

　日本でトリアージナースというと，救急外来の専任医師のいない施設で，循環器科を呼ぶのか，外科を呼ぶのかなどを判断する振り分けのための看護師をイメージする方もいるかもしれません．こちらのトリアージナースはあくまで患者の重症度を瞬時に判断し，診療エリアに誘導するだけです．トリアージナースになるためには1－2年の救急部での経験に加えて，ESIに関して8時間の講義とロールプレイを受ける必要があります．

　上記の流れを簡単に解説してみましょう．私が足を捻挫して午後に救急を受診したとします．まず待合いで受付をし，トリアージナースが簡単な病歴とバイタルサインを確認後，fast trackエリアへ移動．担当看護師があらためて簡単に状態をチェックし，医師助手の診察を待ちます．医師助手がX線で骨折がないことを確認したあと，固定して帰宅という流れとなります．

リスク要因を持つ患者への対応―胸痛の場合―

　Criticalエリアで最も多い主訴は胸痛です．胸痛患者は心血管のリスク因子があれば，全員モニターされることになります．病歴聴取と同時進行

で，心電図・採血・X線そしてアスピリン・ニトログリセリン・酸素・静脈確保がなされます．循環器内科に入院になることも多いのですが，検査上問題がない患者も少なくありません．

　心血管のリスク因子を持つ患者であるにもかかわらず，心電図や他の検査異常が見られないために帰宅させ，心筋梗塞や不安定狭心症で救急部に再来院するといった問題症例が日本でも米国でも生じています．米国の救急部では，リスク因子を抱える患者は心電図や他の検査異常がなくても2回目の心電図とトロポニンの陰性を確認のうえ，ストレステストを終えてから帰宅させる方針を現在では採っています．経過観察床は主にこの目的で使われますが，それ以外にも心房細動（新規発症）/喘息/TIA/COPD/尿路結石などのオーダーセットがあり，半日程度の経過観察が行われます．

　上記の問題以外でも半日程度の経過観察が必要な場合，患者が移動などに介助を必要としなければ経過観察にとどまることができます．

ACGMEの役割

　日本では，ある病院，もしくはある診療科の研修プログラムに人気が集中した場合，十分な研修機会を保証できなくても，応募した医師の希望を尊重して採用することがあります．また，（学会が主宰する）専門医認定においても，専門医研修のカリキュラムがきちんと整えられている施設のほうが少なく，それゆえどうしても全国的に卒後研修の質を管理することが難しかったり，受験資格に偏りが見られるといった指摘がなされていました．

　米国で救急医学のレジデンシープログラムを立ち上げる（研修指定施設になる）には，ACGME（Accreditation Council for Graduate Medical Education；卒後医学研修認定委員会）という第三者機関の認定が必要で，その条件は実に多岐にわたります．抜粋しますと，①年間3万人以上の救急外来の受診がある施設でなければならないこと，②米国救急専門医が指導医としていること，③小児救急の占める割合が16％以上もしくは小児救急に関した研修が4カ月以上行われること，④重症の内科・外傷患者が

最低1200名もしくは3%いること，などと細かく定められています．
　ここでの一番のポイントは，専門医になるための十分なトレーニングの確保がはかられているという点です．内科系，外科系に関係なく，レジデンシー修了後に専門医としてやっているだけの経験が──症例数において，または過剰な人員を原因に──積めないと予想されるならば，ACGMEからレジデンシープログラムの許可はおりません．

救急医学教育の実際
　米国救急医学教育の中で最も大事なのがベッドサイドでの教育です．病歴・身体所見から鑑別診断をつけ検査を行っていくこと自体，日本と米国で変わりはないのですが，鑑別診断にどれくらい重きを置くかという点において，日本の卒後教育にはないものをこちらで経験しています．
　症例へのアプローチの過程で思いつかない診断を，血液検査や画像にて拾い上げることはなかなか難しいことと思います．こちらでは，バイタルサインを確認した後に1年目のレジデントが患者を診察すると，その後すぐに指導医もしくは3年目レジデントと鑑別診断を行い，「どのような検査や治療が必要か」議論をします．例外なくすべての患者について議論を行っていきます．3年間，何千人という救急患者を相手に，臨床のプロとしての手法を学ぶわけです．それを可能にするのは経験豊富な百戦錬磨の30名の救急指導医陣，十分なコメディカルなどを含めた人的資源です．
　他に特徴的なのは，シミュレーション教育の──とりわけ最近の──充実振りでしょうか．患者の不利益を最小に留めつつ，医師が必要な知識を学ぶにはどうしたらいいのか，という点において，米国は日本より積極的な取り組みを見せています．
　たとえば，米国の救急医学のプログラムのほとんどが，週に1日5時間という枠で講義を行っています．経験豊かな指導医の講義，米国各地から招かれる著名な救急医たちの招待講演はとても内容が濃いものです．レジデンシー期間を通じて行うことで，広い分野の知識を獲得することを目指しています．

表	1 block＝4週間
1年目	
救急医学 [1,2]	5 blocks
小児救急	1 blocks
術後 ICU	1 block
外傷・一般外科 ICU ジュニア	1 block
産婦人科	1 block
外傷整形外科	1 block
麻酔科／精神科 [3]	1 block
EMS（emergency medical services）[4]	1 block
2年目	
救急医学 [1,2]	6 blocks
外傷・一般外科 ICU シニア	1 block
MICU（medical ICU）	1 block
手の外科	1 block
PICU（pediatric ICU）	1 block
臨床研究 [5]	1 block
選択期間 [6]	1 block
3年目	
救急医学 [7]	9 blocks
超音波 [8]	1 block
選択期間 [6]	2 blocks

1） 1－3年次の「救急医学」のブロックでは，必ず5％は小児救急外来にて研修となる．これは小児疾患の季節性の変化を考えてのことであり，また年に4週のみの小児救急よりは常に小児救急に触れている方がより安定した研修になるとの配慮からである（1年次に1ブロックの小児救急，2年次に1ブロックの小児 ICU がある）．
2）「救急医学」のブロックのうち夜間勤務となるのは，1つだけである．救急医にとって朝昼夜働くことは避けられないが，レジデント時代は労働時間が長いためどうしても体調を崩しやすい（指導医になると米国の救急医は週3－4回しか働かない）ので，それを避けるための工夫である．
3） 1年次「麻酔科／精神科」では，午前中バッグマスク，ラリンジアルマスクを用いた気道確保の訓練，あるいは気管内挿管の訓練で複

数の手術室のあいだを移動する．午後は救急部内にある精神科救急にて，精神科医とともに精神科救急患者の診療にあたる．
4）EMSでは3台あるヘリコプターのうちの1台に搭乗し，搬送チームの一員として参加型の研修を行う．加えてEMSディレクターから地域のEMSの仕組みやメディカルコントロールについて指導を受ける．

救急司令室で半日過ごす日，パラメディックとの同乗，消防隊との同乗の日が設けられている（ロチェスターでは医療の救急であっても，消防隊・パラメディックの双方が出動する．心配停止ではAEDを全車携行しているパトカー・消防隊・パラメディックのすべてが現場に向かう）．

希望者は，2年目，3年目もフライトチームの一員としてヘリコプターに同乗できる．

5）2年目の「臨床研究」では，データを分析し，学会に発表することを求められる．そのために1年次の終わりから臨床研究のメンターを決めてプロトコールを作る．救急部の中の臨床研究班の承認をもらい，院内倫理委員会の承認を得て研究をスタートする．学会発表を行うことで，研究者としての能力・臨床研究を吟味する能力の養成を目標にしている．

6）2年目と3年目の「選択期間」では，救急医学に関連したテーマで4週間の研修を行う．南米やアフリカで国際救急をする者，メイヨーのアリゾナキャンパス，フロリダキャンパスで救急をする者，中毒学など個々の興味を優先した柔軟な選択が可能．

レジデントの希望に対して可能な限りサポートをして，個人個人の目標が叶うようプログラム側が配慮するのが1つの特徴である．

国際救急の選択をする者は，応募が認められればメイヨーから2000ドルの資金援助が得られる．

7）3年次には「シニアシフト」というものがあり，医学生や1－2年次のレジデントからプレゼンテーションを聞き，指導医とほぼ同じ立場で監督・教育する．中心静脈，気道管理，腰椎穿刺，シーネ固定など多種多様な手技を指導する（もちろん指導医の管理下）．より一人前に近い立場で救急部をコントロールすることで，翌年から独立して働くことに備える．

8）レジデンシーを通じ，超音波に習熟するよう奨励されている．超音波の月は，救急超音波の指導医のもと臨床の義務から解放され，救急部で腹部，心臓，血管，眼科，耳鼻科他分野の超音波の経験を積む

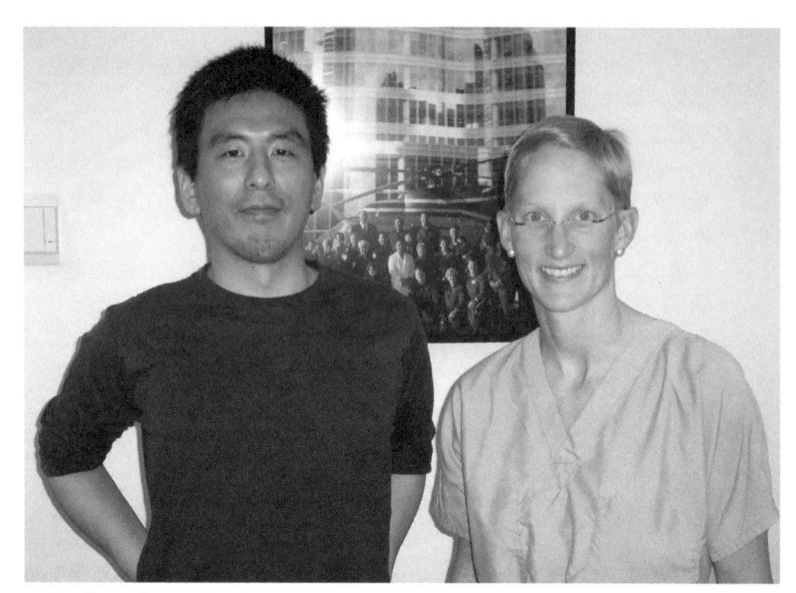

▲プログラムディレクターと

　メイヨーでは，そのうちの25%を座学から参加型の教育であるシミュレーションに移行しています．講義は，2－3例の模擬患者，もしくはシミュレーション人形を使って，インターンを中心に進められます．インターンが初めに患者を診察したところで，2年目もしくは3年目のレジデントが加わりチームとして症例をマネージするという形式をとります．症例の検討が終わると指導医が20分程度で症例のポイントなどをまとめます．午前中だけで3回の講義を行います．

　こうして3年間にわたり，外傷や蘇生はもちろんのこと，様々な主訴を学んでいきます．中には社会的に難しい状況の患者や難しい患者・家族なども織り込まれており，コミュニケーション・チームワークの教育を行えるような工夫も凝らされています．

憧れるような医師に会えることが素晴らしい教育

　私が研修先施設を選ぶにあたって大事にしたことの1つに，「プログラ

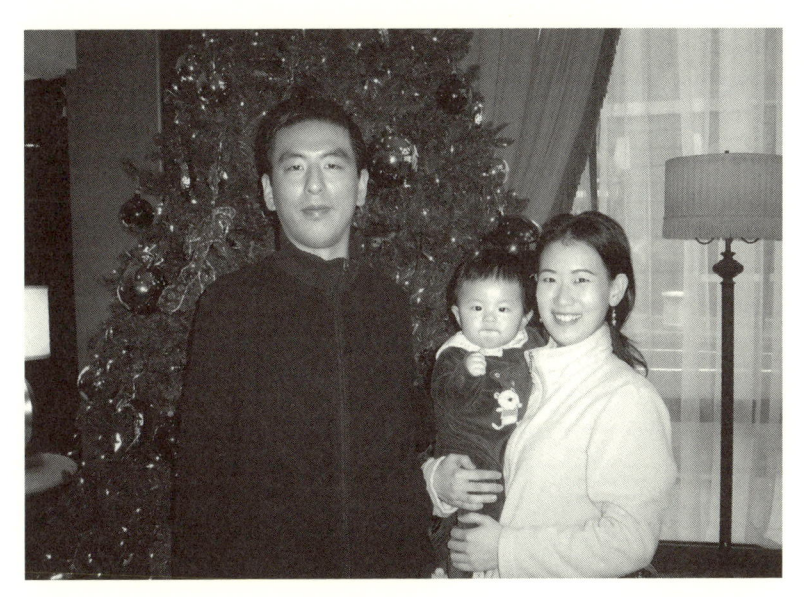

▲支えてくれる妻・米国で生まれた息子と

ムのディレクターがどのような人であるか」という事柄があります．彼・彼女が与える影響はそれほどに甚大であるからです．
　私どもの施設のディレクターは，メリーランド大学にて研修をされた女性医師です．面接・見学を含めて全米の多種多様なプログラムを10近く見た私の率直な感想として，ベストの救急医と申し上げていいでしょう．彼女の素晴らしさは，その「救急医として」必要な医学的知識・鑑別診断の広さ，そして手技の範囲などを実に的確に把握している点にあります．また，2人の副ディレクターとともに，どのように研修医を教えたらよいのか，絶えず気を配ってもいます．
　月に1度おこなわれているプログラムディレクターによる講義では，毎回短い症例検討が何例かなされますが，それは彼女のキャリアを物語る珠玉の内容です．救急医として学ぶべきコモンな症例をはじめとし，稀ながら致死的な症例までがよくカバーされています．
　彼女の一番のよさは，やはりベッドサイドで同じシフトに入っていると

【留学先の情報】
Dr. Annie T. Sadosty
Program Director
Darcie Skoda
Emergency Medicine Residency Education Coordinator
Tel: +1-507-255-2192
Fax: +1-507-255-6592
e-mail ● emres@mayo.edu

きです．臨床医として優秀なだけでなく，医師患者関係の構築・社会的に複雑な状況の解決などにも実に優れています．「憧れるような医師に会えることが素晴らしい教育」なのだと感じさせてくれる指導医です．

「ER で働く」救急医の育成

　先日，code 90 というものを経験しました．メイヨークリニックで定められた code の 1 つですが，集団災害に対応するためのものです．高速道路で多発交通事故がおき，20 － 30 名の患者がほぼ同時に救急車やヘリコプターで運ばれてくるということで，この code が発令されました．その時点で critical エリアにいた患者は 5 分以内に各病棟に入院となり，万全の受け入れ態勢を外傷外科とともに整えました．

　このような状況で大切なのは，診療に参加せず全体を俯瞰するリーダーを決めることです．このときは外傷外科の医師がその役目をつとめました．20 名近い外科と救急のレジデントが廊下にずらっと並び患者を待ちました．患者が運ばれるたびにシニアとジュニアが 1 名ずつ割り当てられました．診療エリアを医療スタッフで溢れかえらせないための，人の流れのコントロールの大切さを改めて感じました．なかなか日本では体験できないことだったので勉強になりました．

　1960 年代のモータリゼーションを機に始まった日本の救急医療は救命

救急センターを中心に発展し，高いレベルにあります．しかし，救急医療に問題がないかというとそうではないようです．事件となった妊婦の搬送に見られるようなたらい回しの問題など，救急医療を取り巻く状況は厳しさを増しています．「医療崩壊」を叫ぶ声すらあります．内科・外科を問わず全科にまたがった医学的問題にひとまず対応できる「ERで働く」救急医の養成が求められていると思います．日本救急医学会でもERで働く救急医の必要性は認識されており，ER検討特別委員会が設置されています．今こそ，北米で救急医学の研修を積んだ医師が求められているのです．

　英語の壁であったり，文化の壁であったり，もどかしいことは色々とありますが，同じ志を持つ後輩が米国で挑戦することを願ってやみません．
　私に色々と教えてくださった恩師・先輩の先生方と，支えてくれた家族に感謝します．日本の救急医療の更なる発展を願って．

chapter 5

救急医を目指す途上で考えたこと

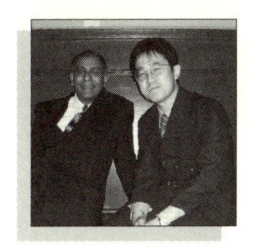

横須賀米海軍病院
救急科

許　勝栄

JANAMEF Fellow 2004

June 2004-June 2007
Resident
Department of Emergency Medicine
Oregon Health & Science University

❖ 要旨 ❖

　私は今，横須賀米海軍病院で救急医として働いています．かつて，自分自身が米国臨床留学へと足を踏み出すきっかけとなった米海軍病院で，スタッフとして働くことになろうとは夢にも思いませんでした．また，日本の救急医療の現場を支えている研修医の方々に私が学んだことを少しでも還元できればとの思いから，湘南鎌倉総合病院の救急外来で非常勤救急医として勤務しています．"救急医とはどういうものなのか"を求めての米国臨床留学でしたが，自分が目指す救急医の姿に近づくための途上で気付いたことは，医学以上に私にとって大切なものでした．

救急医とは？

"救急医とは何者なのか？"という問いに対しては，皆さんそれぞれの意見があることと思います．医学生の頃から漠然と救急医療に興味を持っていた私ですが，この一見とてもシンプルな問いに対して，留学前の私は納得できるような答えを出せないでいました．

いわば，そうした根源的な問いに対する，自分なりの答えを提示できるようになったのは，米国での臨床留学を経てからのことです．

救急外来には，多種多様な問題を抱えた患者がやってきます．明らかな重症外傷・熱傷や意識障害などを別として，はじめから患者は「心筋梗塞」や「クモ膜下出血」を主訴にやってくるわけではありません．大多数の患者は，「胸が痛い…」「吐き気がする…」「ちょっとおかしいな…」と感じ，救急外来を訪れるのです．

救急医はこうした患者を前に，まず差し迫った命の危険性がないかどうかを速やかに判断します．さらに，訴えの裏に致死的な病態が隠れていないかどうかを確かめたうえで，患者の生命を守るための優先順位を考えながら治療を行います．救急医に求められているのは，ひとつには多種多様な患者に対応する能力ですし，もうひとつは起こりえる緊急性を想定できる「医学的知識」であり，そして必要な処置をタイムリーに行う「技術」であるといえます．

留学前の私は，"救急医とは何者なのか？"という問いに対して，ここまで明確に意識していたわけではありませんでした．ただ，救急医療の現場で要求される幅広い知識と技術は，研修医時代の数カ月の救急外来ローテーションだけで到底身に付くものでないのは分かりました．また，明らかな重症患者のみを対象とする日本の救命救急センターシステムの中で，このような能力を身につけることは難しいとの思いを，一方で深めていました．

自分が目指す救急医に少しでも近づくためには，救急医学レジデンシーを約30年間にわたって培ってきた米国へ行くしかないと決心したわけです．

臨床留学へのステップ

米海軍病院での留学準備
　臨床留学を漠然と志すようになった卒後3年目．私は奈良県の天理よろづ相談所病院の循環器内科で後期研修医をしていました．同期の友人の中にはすでにUSMLEをパスしていた者もいたことが刺激となり，USMLE受験のための参考書と問題集を買って準備を進めようとしました．しかし，日々の診療の忙しさに紛れて勉強は遅々として進みませんでした．また，その間結婚をして第一子も授かった以上は，叶う宛もない留学の夢など追いかけず，着実に日本で働いていった方がいいのではないかと悩む日々が続きました．
　そんな折，東京で開かれた臨床留学セミナーに参加し，そこでの出会いがその後の進路を大きく変えることになります．一緒にセミナーに参加した後輩が，元在沖縄米国海軍病院インターンの先生を紹介してくれました．いろいろ話をする中で，その先生の一言にはっとしました．
「米国臨床留学を目指すのであれば，米海軍病院をそのステップとして考えてみてはどうでしょう？」
　この一言で，米海軍病院という選択が自分の中で大きくクローズアップされたようでした．「とにかく一度受験してみよう．それで受からなければ米国臨床留学はきっぱりと諦めよう」と考えました．それまで英語の勉強をまったくしておらず，不安はありましたが，在沖縄米国海軍病院へのエクスターンが決まってから，毎週1回，英会話の先生に病院に来てもらい，90分間ひたすら英語でのフリートークを続けました．
　英語力はまだまだ不十分でしたが，インターン選抜試験では一生懸命に

熱意を伝えました．その熱意が通じたのか，在沖縄米国海軍病院から採用通知を受け取り，以降は米国臨床留学への道をひた走ることになります．

　米海軍病院には，日本の医学部卒業生を対象にした1年間のインタープログラムがあり，横須賀と沖縄でそれぞれ毎年6名の日本人医師を採用しています．応募者のほとんどは米国への臨床留学を考えている人たちで，また，その卒業生の多くが実際にそれを達成しています．

　病院自体が米軍基地の中にあるので，医師・看護師はすべて米国人です．診察・カルテの記載もすべて英語で行わなくてはなりません．また，当時の在沖縄米国海軍病院では毎朝のモーニングレポートがあり，自分が経験した症例を取り上げて英語でプレゼンテーションを行わなくてはなりませんでした．それゆえに，帰国子女などで英語がぺらぺらである人たちは別として，そうでない普通の日本人医師で臨床留学を考えている者たちにとっては，これ以上はないと言えるほどのトレーニングを受けられる場所が米海軍病院である，と私は考えています．

　勤務も夕方には終わり，日本の病院で働いていたときには忙しくてまったくできなかったUSMLEの準備も着実に進めることができました．また，プログラムディレクターからの紹介で，シカゴの大学病院のERで4週間，エクスターン（短期研修）をする機会も得られました．このときにお世話になったエクスターン先の救急部長にはrecommendation letterをいただくことができ，在沖縄米国海軍病院のスタッフ3名からのrecommendation letterとともに，後の米国レジデンシー応募の際にはとても力強いサポートとなりました．

エクストラマッチでのポジション獲得

　在沖縄米国海軍病院での1年間と，その後に働いた神戸市立中央市民病院での最初の1年間でUSMLE Step 1 & 2, CSA, TOEFLをそれぞれパスし，いよいよレジデンシーへの応募のときが来ました．今となって思うのですが，USMLEなどの試験は勉強をすればクリアできるものであり，自分自身の力で何とかできる範囲のものだと思います．しかし，応募後にインタ

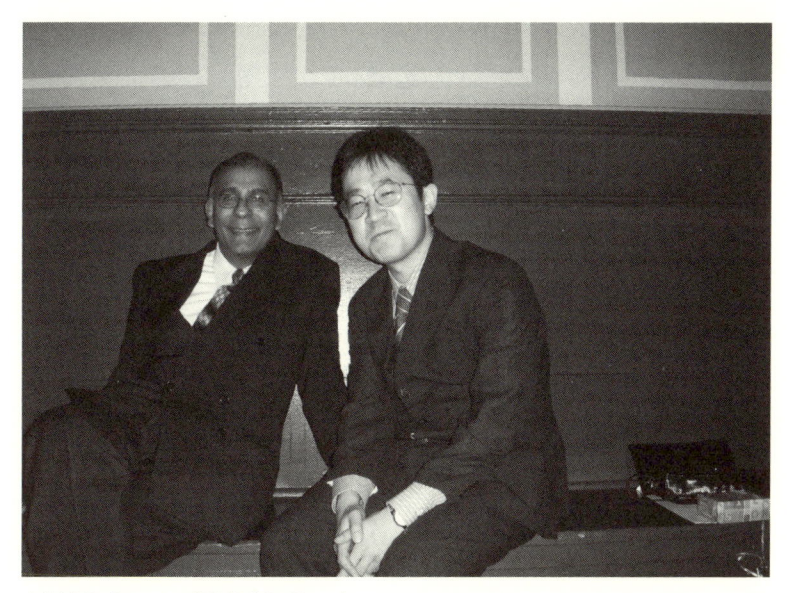

▲ With Dr. Daya ──師と仰ぐ Dr. Daya と

ビューに呼ばれるかどうかは，外国からの応募という点で，個人の力を超える要素も強く働くように思います．

　私自身の場合，福井大学の寺沢秀一先生と福井県立病院の林寛之先生に紹介していただいたオレゴンヘルスアンドサイエンス大学（Oregon Health & Science University；以下，OHSU）の Dr. Daya との出会いが直接的なきっかけとなり，オレゴン州のポートランドで救急医学レジデントとして3年間の臨床留学をすることができました．

　当初は見学だけという約束のもと，2週間 OHSU の救急外来でスタッフについて回りました．見学に来る前に ERAS を通じて OHSU の救急医学レジデンシーに応募していましたが，インタビューには呼ばれていませんでした．しかし，幸運にも見学の最終日にインタビューをしてもらえ，クリスマスイブの日にエクストラマッチでレジデントのポジションを得られたのです．

経済的バックアップ─奨学金の受給─

　私がレジデントとして採用されたのは，私が飛び抜けて優秀であったわけでないことは確かです．USMLE の点数も Step 1 が 93，Step 2 が 89 で，日本人受験者でスコア 99 の方々と何度となく出会ったことを思うと，私の点数は目立ったスコアではまったくありません．

　推測するに，OHSU の救急科がこれから国際的な関係を広げていこうと考えていたことが大きな理由だと思います．また，私が応募した頃にちょうどプログラムディレクターが交代し，外国人は絶対に採用しないという方針であった前ディレクターから，よりオープンなディレクターに交代したことも大きな要因であったように思います．

　もうひとつ考えられるのは，何らかの奨学金を手にできれば，採用してもらえる可能性が高まるのではないかということです．外国人をレジデント採用すると，政府からの補助金がその分だけプログラム側に交付されません．それを埋めるような奨学金などのあてがないかどうか，インタビューの際に聞かれました．

　私の場合，そのときは奨学金などのあてもなく，結局そのままエクストラマッチでのポジションオファーとなったのですが，実はそのあとしばらくして奨学金をいただける幸運に恵まれたのです．ピッツバーグ大学放射線腫瘍科の新井義郎先生が「臨床医学教育における日米比較」をテーマに研究をしておられ，研修レポートを提出することを条件に，その研究を助成しているセコム科学技術振興財団から奨学金をいただけたのです．

　すでにエクストラマッチでポジションを得てはいましたが，いただいた奨学金はすべてプログラム側に渡しました．この経験からひとつ言えるのは，強力な経済的バックアップがもしあるなら，それをはじめからプログラム側に提示することでポジション獲得の可能性が高まるように思うのです．

レジデンシーで苦労したこと

　私が体験したOHSUレジデンシーの概要については，すでに他の留学体験の本で書いたとおりです．また，米国救急医学レジデンシーのすぐれた点についても，他の執筆者が触れられている事柄と思います．
　ここでは，レジデンシーを始めて苦労した点について，あえて書いてみます．

ディクテーション

　英語での苦労は，今までにも多くの先輩方が語ってこられたことであり，私も例外に漏れず，特に最初の1年間はとても苦労しました．OHSUではカルテへの記載はディクテーションで行われていましたので，電話に向かってひたすら英語で病歴，所見，治療と経過を述べるのは，他の米国人の同期たちに比べて倍以上の時間を要し，当初は極めて苦痛でした．

　しかも，それだけ時間を要したにもかかわらず，出来上がった電子カルテを後日見てみると，所々が虫食いのように単語が抜けています．私の発音の悪さが原因であることを知って，さらにがっかりしたものです．また，誤った単語が記載されている場合も多々あり，何度となく訂正しなくてはなりませんでした．これは幸いにも私の例ではありませんが，"Intracranial hemorrhage"とされるべきところが，"Intracranial hemorrhoid"と記載されていた，という笑えないケースもありました．慣れると便利なのかもしれませんが，ディクテーションシステムには問題もあると思ったものです．

日米の医療の違い

　次に苦労した点は日米の医療の違いでした．中でも，救急外来で診療する患者に対する入院域値の日米の差で，当初は痛い目に遭いました．
　私が留学前に働いていた日本の病院の救急外来では帰宅させていたであ

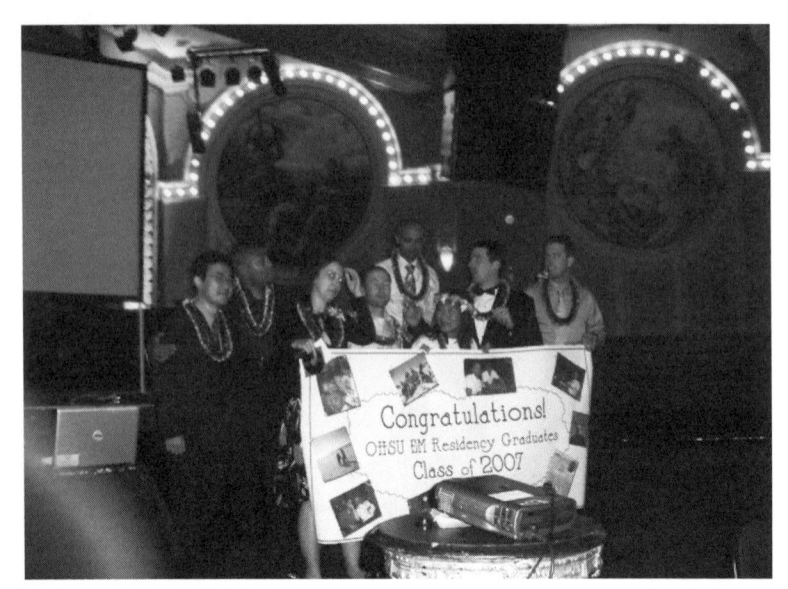

▲ Graduation ──レジデンシー卒業時に同期たちと

ろうという患者でも，米国の救急外来では観察目的も含めて入院させるのを何度か経験しました．それでも何度か日本でやっていたときの感覚で，「この人は帰宅でいいと思う」と，一緒に診療をしていたスタッフドクターに言ってしまったことがありました．これは大きな痛手となりました．救急医として適切な disposition を選択できていないと評価されてしまうからです．

また，患者の痛みの域値と医療従事者側の鎮痛薬使用の域値も日米では異なるように思います．米国は患者の痛みに対してとても鷹揚であり，痛みを和らげるために必要な薬剤も豊富な種類が用意されています．

日本の救急外来では，鎮痛剤として麻薬を使うことはとても限られた状況でしかありません．その経験をもとに，この人の痛みの程度なら鎮痛薬として NSAIDs で十分だろうと判断し，患者に伝えたところ，「そんな薬で効くと思っているのか!!」と激怒されたこともあります．

今では，他のアメリカ人救急医よりも麻薬の鎮痛薬使用については鷹揚

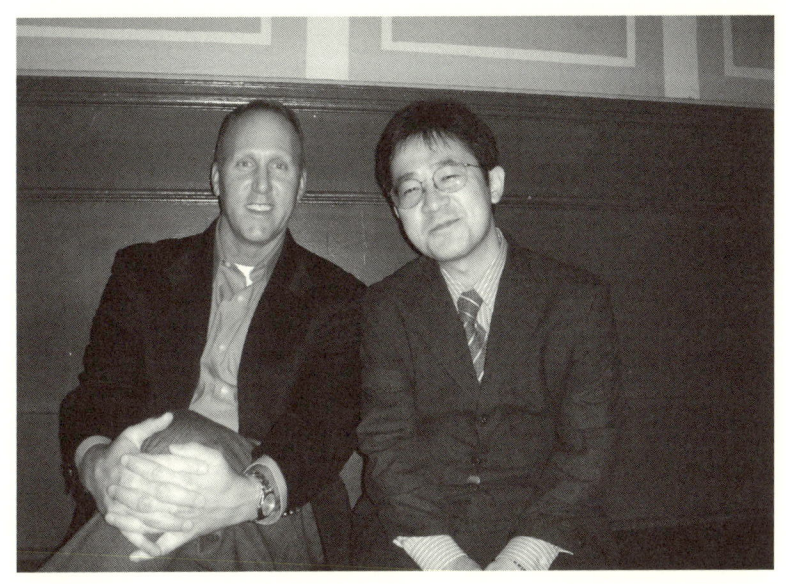

▲ With Dr. Disney ——もう一人の師 Dr. Disney と人.

かもしれません．

Efficiency が要求される救急の現場

　ここで，米国に臨床留学する人に対してよく与えられる，あるアドバイスについて触れておきたいと思います．それは，"人より早く仕事場に来て，人より遅く帰ること．そうすれば，英語ができなくても次第に評価される"というものです．

　このアドバイスは，内科などの他の専門科においては有効かもしれませんが，少なくとも救急ではそうではありません．人より遅くいつまでも救急外来に残っていると，"いつまでたっても仕事を終えられない救急医"と見なされてしまいます．

　Efficiency が要求される救急の現場においては，このアドバイスはまったく意味をなさないばかりか，逆効果を生みかねません．

家族の理解

　特に述べておきたいのは家族のことです．私は妻と4歳の息子を連れて渡米しました．渡米当初，妻は友人もおらず，英語での会話もままならない状況で，泣いていた日もありました．息子は言葉が異なる世界に突然放り込まれ，子供なりにストレスを感じていたにちがいありません．

　留学をすべてにおいて優先させ，エクスターンや病院見学あるいはさまざまな試験のために米国と日本を度々往き来したことで結構なお金を使っていました．一方，在沖縄米国海軍病院インターンや米国レジデントの給料はとても高いとは言えず，子供が学齢期にかかろうとしている重要な時期に，気がつくとわが家庭は経済的に深刻な状況に陥ってしまっていました．

　家族を連れて渡米しようと考えている方々は，家族の理解が不可欠であると同時に，自分自身が精神的にも経済的にもタフである必要があると思います．

■一救急医としての決意

　レジデンシー修了後，日本に戻った私は，横須賀米海軍病院で救急医として働くことになりました．この日本での就職については，思ってもみない展開がありました．

　レジデンシー修了の約1カ月前，卒業の前祝いとして同期たちと飲みに出かけました．そのとき同期の1人に，

　「アメリカの一般病院で働きながら米海軍病院でも働いている友人（米国人）がいるので，日本にも米海軍病院はあるのだから，君もそういう方法を考えたらどうだろう？」

　と言われたのです．口頭試問を含む米国救急専門医試験を今後受験する必要があることと，家族との時間が多く持てそうなことを思うと，魅力的な選択のように思えました．ただ，米国市民権もなく，軍人でもない自分には無理な気がしていました．

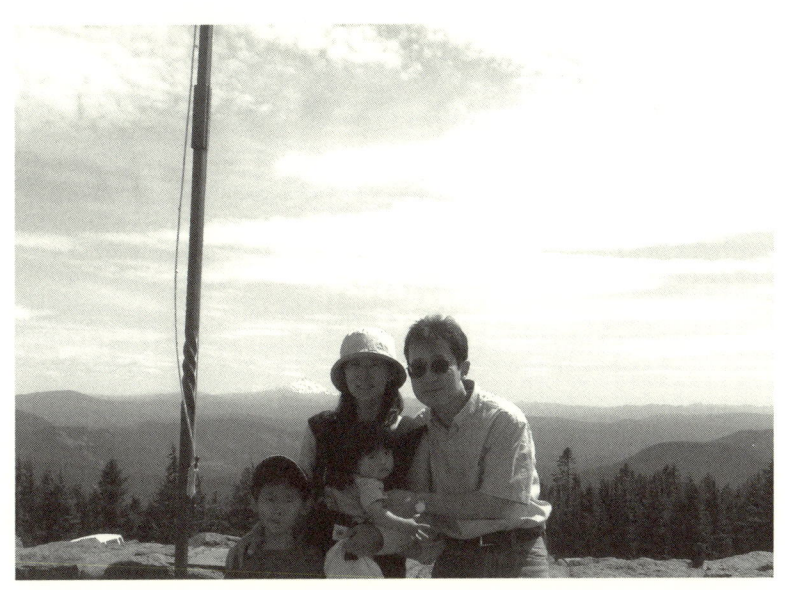

▲ Timberline lodge ——つかの間の休日を過ごしたオレゴンのロッジにて

　OHSUの救急科に，かつて横須賀米海軍病院で救急部長をしていたスタッフがいたことから，試しに問い合わせてみようという話になりました．連絡すると，その元スタッフはその日のうちにワシントンDCに電話を入れ，翌日には横須賀米海軍病院の救急部長から私のもとに電話がかかってくるという急な展開となったのです．
　救急部長は，イラク戦争で軍病院に救急医が不足していること，最近，横須賀米海軍病院から日本の病院に搬送した妊婦が亡くなった事件もあり，日本の病院との連携を強化したいと切実に思っていること，また，現院長が元American College of Emergency Physician（ACEP）の会長であり，横須賀米海軍病院の救急医療を充実させたいと考えていること，などの理由をあげ，話は今すぐにも決まりそうな感じでした．
　日本に帰国後，とても素晴らしいいくつかの病院も見学させてもらいましたが，最終的には横須賀米海軍病院で救急医として働くことに決めました．その大きな理由は，家族との生活でした．私自身，これまで家族のこ

救急医を目指す途上で考えたこと◉chapter 5　　97

┌─【留学先の情報】─────────────────────┐
│ Patrick Brunett, MD, FACEP
│ Associate Professor
│ Vice Chair for Education
│ Director, Emergency Medicine Residency Program
│ Oregon Health & Science University
│ Department of Emergency Medicine
│ 3181 SW Sam Jackson Park Road, CDW-EM
│ Portland, OR 97239-3098
│ Tel: +1-503-494-9590
│ e-mail ● palmerci@ohsu.edu （Cindy Palmer - Education Coordinator）
│ URL ● http://www.emergencyresidency.com
└─────────────────────────────────┘

とを顧みることなく，自分の事柄に専心してきました．そのため，いざ日本での生活を始めようとしたときに，家族との間に小さくない齟齬があるように感じました．私のわがままに我慢をして付き合ってくれた家族を思うとき，まして下の子が生まれ，上の子も大きくなってきた今，かつてのような自分の目的達成だけを考える生き方は選べませんでした．これからは"家族のため"を第一に考えて物事を決めていきたいと思うのです．

　米国留学によって，私は自分が志した救急医学を学ぶという貴重な機会を得ました．しかし，それ以上に私が米国での留学生活で学んだのは，"Family always comes first." という考え方だったように思います．救急医を目指す途上で初めて気付いた大切なものでした．

　最後に，私自身，米国で救急医療を学んだものの，ただの一救急医にすぎません．臨床留学したからといって，何も特別なわけでなく，完璧な救急医になったわけでもありません．
　理想の救急医の姿に少しでも近づくため，必要な知識と技術を常に現場で磨かなくてはならない，と毎日の診療を通じて感じています．
　一時期，臨床留学をしているという立場から，日本の救急医療体制につ

いて好き勝手なことを言ってきましたが，ある時，そうしている自分に大きな違和感を覚えました．今は，一救急医として，救急外来の現場で患者のために，また，共に働く研修医の先生方のために，という基本に立ち返ったところで頑張りたいと思っている日々です．

【参考文献】
1）許　勝栄：救急医学．佐藤隆美，中川伸生編著：アメリカ臨床留学への道　改訂3：292-298, 南山堂，東京，2005.
2）許　勝栄訳：第3章　胸痛を訴えるWinters 氏．大西弘高監訳：よくある症状 – 見逃せない疾患：25-37, メディカルサイエンスインターナショナル, 東京，2007.
3）許　勝栄：突然起こった息切れ：臨床研修プラクティス　2（1）：12-26, 文光堂, 東京, 2005.
4）Seung Young Huh, Mohamud R. Daya: Blistering distal dactylitis: Resident and Staff Physician 52（6）：37-38, 2006.

chapter 6

本当にやってみたかったことへチャレンジ

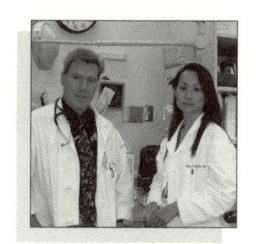

アルバート・アインシュタイン医療センター
救急医学科
永國里可

> July 2002-June 2004
> Resident
> Pediatrics, Albert Einstein Medical Center
>
> July 2004-June 2008
> Resident
> Department of Emergency Medicine
> Albert Einstein Medical Center
>
> July 2008-Present
> Faculty
> Department of Emergency Medicine
> Albert Einstein Medical Center

❖要旨❖

　1994年医学部を卒業後，1年間を在沖縄米国海軍病院のpostgraduate medical training programで過ごした．そのときに出会ったのがアメリカ型の救急医療である．大阪府立千里救急救命センターで2年間にわたる研修の後，結婚のため渡米．渡米後，一度はあきらめた医師としてのキャリアを小児科のレジデンシープログラムに入ることで再開した．その2年目，小児科レジデンシーの途中で私は，救急に移りレジデンシーをやり直すことを決心した．それから4年，ED研修修了を前に私は，新たな道へ進もうしている．

小児科から救急へ

病棟の閉鎖

　フィラデルフィアのアルバート・アインシュタイン医療センター（Albert Einstein Medical Center；以下，AEMC）へ来たのはそもそも小児科研修のためだ．小児科のレジデントとしては2年を過ごした．小児科のフェローシップはPGY-2（postgraduate year 2）の時点で申し込むのだが，その時点では日本にいたころから興味があった小児救急を希望していた．

　その頃フィラデルフィアに小児救急のフェローシップはフィラデルフィア小児病院（Chilren's Hospital of Philadelphia；以下，CHOP）にしかなく，毎年2名マッチされるフェローはCHOP出身者ばかりだった．私自身フィラデルフィア郊外での生活は気に入っていたし，すでに学校に通っている子供のため転居はできるなら避けたかった．

　フィラデルフィアにはその時3つの小児病院があったため，冬以外にAEMCの小児病棟が万床になることは稀だった．少数の患者のために看護師を確保しておくことが経済的にマイナスになり，小児病棟が閉鎖され，病棟研修は近くの聖クリストファー小児病院（St. Christopher's Hospital of Children）へ移されることが決まった．プログラム自体もいずれか閉鎖されるのではという噂も立った．

　すでにフェローシップへの不安を感じていた私は，この病棟閉鎖をきっかけに以前から「本当にやってみたかったこと」へチャレンジすることになった．救急のマッチに参加することである．以前からアメリカで救急をやってみたいとは思っていたが，アメリカの医学生の中でも人気が高い分野であり，5年間家庭におさまっていた私にそれにチャレンジするまでの野心はなかった．何よりも一番の壁は今は一番のadvocateである救急医の夫だった．

　本人も今になってはまったく覚えていないのだが，私が救急をやりたい

とほのめかす度にこう言われた．「アメリカで育ったわけでもない君には，ここの人たちのバックグランドは理解できない．そんな人に救急はできないよ」．移民の国であるアメリカで，たった1つの「バックグランド」なんてあるわけないだろうと思いながらも，夫の反対はその時点では正しいものだった．以前の私は悪い意味でナイーブ過ぎて，救急の世界ではすぐにバーンアウトしてしまったにちがいない．

救急レジデンシーマッチ

　インタビューのシーズンが始まる直前に NRMP（National Residency Matching Program）に書類を急いで提出した．小児科のスタッフは非常に好意的で，救急にマッチしなければそのまま小児科で研修を続けてもいいとさえ言ってくれた．クラスメートも，メンバーが抜ければその分当直の回数が増えるだろうに，快く送り出してくれた．この寛大さには非常に感謝している．

　レジデンシーマッチは私の，と言うよりも夫と私の共同作業だった．仮に私が他の州のプログラムにマッチすれば家族全員での移動で，家の売買，夫の転職，子供の転校がからんでくる．2人の子供のこともあり，「単身赴任」は問題外だった．

　残念ながら現在のところ，レジデンシープログラムを評価するスコアというのは存在しない．アメリカの医学生たちは3，4年生の時点で臨床実習を行うのだが，その時の経験をもとに NRMP へ提出する研修先希望リストを作成する．同じくプログラム側も実習中の印象がよかった学生を高くランクする．1日だけの見学でプログラム，またその病院の実際の状況を把握するのは容易ではない．その点では小児科研修の一環として AEMC の ER でローテーションをしていたので，その研修プログラムの内容と質，働いている人たちの人となりもよくわかっていた．インタビューで1日だけ訪れたプログラムとは比較しようがない．

　ありがたいことに他の病院のプログラムからプレマッチのオファーもいただいたが，AEMC プログラムへの思いは断ち切りがたく，数日間考えあ

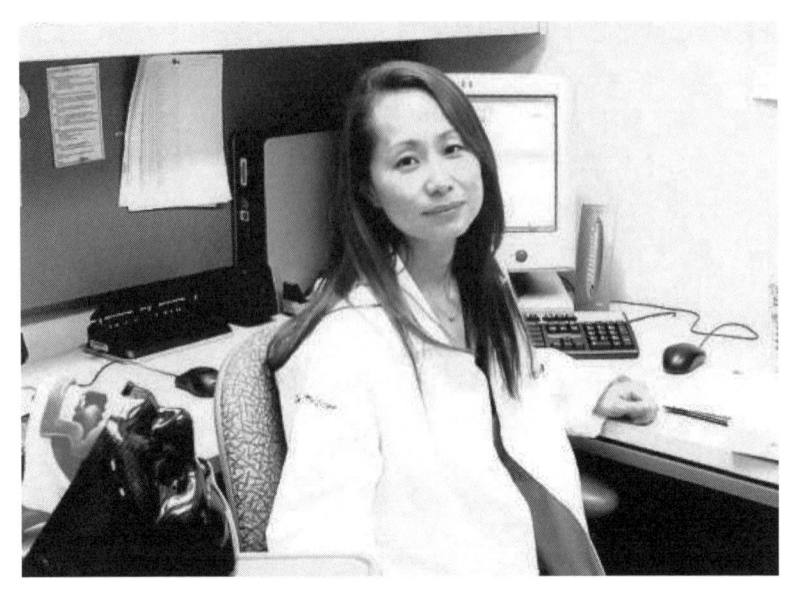

▲ ER のリサーチオフィスにて

ぐねた末マッチまで待ちたいと伝えた．AEMC でのインタビューは，皆面識があるため緊張することも込み入った質問をされもしなかったが，自己アピールが抜群にうまい学生たちに囲まれて多少居心地が悪かった．

　プログラムディレクターの Dr. McGee によれば，私はその年のマッチで一番話題に上った候補者だったらしい．外国で育った外国人が AEMC の ER でどれだけ通用するのか，同じ科でアテンディング（attending physician）とレジデントが夫婦というのはまずいのではというのが主な問題点だったらしい．私のアメリカでのキャリアは夫なしでは成り立たなかったであろうから，夫の存在をまったく切り離してしまうのは無理な話だ．

　Dr. McGee は夫が私に対して過保護になりすぎるのではと懸念したのだが，実際はその逆で，いったんレジデンシーが始まるとレジデントとしては夫にあまりかまってもらわなかったように思う．「教え魔」の夫に私が毎日すばらしいレクチャーを受けているように思っていた同僚もいるが，現実的にそんな時間はお互いになかった．

救急医に必要なこと

仕事と家庭の両立

　現在レジデントの勤務時間は週80時間以内と拘束されている．勤務時間の規定などない時期に小児科研修をしていたため，他科でのオンコールはさほど苦にならなかった．他科のレジデントと知り合いになるのも楽しかった．

　つらかったのは私の小児科以外の知識は5年以上前のものなので，何から何までまったく新しいことだらけのように感じたことだ．それに，何といっても一番の問題は仕事と家庭のバランスだった．これは仕事を持つ母親の誰もが経験することだろう．子供の学校のイベントに参加できなかったり，どうしても当直を交代できなくて子供の誕生日に家を空けたりしたこともある．夫が学校のイベントに行ってくれることが多かったが，クラスメートの母親に囲まれてイベントを催す夫も肩身が狭かったにちがいない．

　その代わりと言ってはなんだが，私は帰宅後に勉強をすることはきっぱりとあきらめた．毎年2月にin-service examination（全国の救急のレジデントが受ける模試）がある．そのため，2月に比較的忙しくないローテンションを入れ，模試直前の1週間前に問題集を一冊仕上げるようにしていた．4年目になるとその時間もなかったほどだ．母親としても主婦としてもレジデントとしても中途半端だったが，その「半端」になるのを学ぶのも私のレジデント生活の一部だったように思う．

　それでも第三者からみるとがんばっているように見えたらしく，年2回あるディレクターとの面談では叱られるどころか，「そんなの専業主婦でやっていてもたいへんなのに」と逆に褒めてもらっていた．

プログラム紹介

　AEMCのEmergency Medicine Residency Programの歴史は1979年

にさかのぼり，当初は osteopath のために Philadelphia College of Osteopathic Medicine に開設された．プログラムの規模が拡大するとともに 1989 年に AEMC に移転，1993 年には American Osteopathic Association と American Board of Emergency Medicine（以下，ABEM）の両方から認定されることになった．

ER ローテーション

　現在 4 年制プログラムで，1 クラスに 12 名のレジデントが在籍する．1 年目は 3 カ月間，2 年目から 4 年目は隔月で ER をローテートする．テンプル大学病院（Temple University Hospital）(burn)，CHOP（PICU, pediatric ER），リーハイバリー医療センター（Leigh High valley Medical Center）(high speed trauma）以外の "outside"rotation は AEMC で行われる．

　ER のローテーションは level I trauma center である AEMC の ER（年間患者数 7 万 6000 名）とフィラデルフィア郊外西部のデラウェアー・カウンティ記念病院（Delaware County Memorial Hospital；以下，DELCO）(Level II trauma center/ 年間患者数 4 万名）を行き来することになる（アテンディングはその他，AEMC から数キロ離れたジャーマンタウン・コミュニティー病院（Germantown Community Health Services）とフィラデルフィア郊外北部のエルキンス・パーク病院（Elkins Park Hospital），2007 年に AEMC が購入したフィラデルフィア郊外西部にあるモントゴメリー病院（Montgomery Hospital）の ER もカバーする）．

　アテンディングは全員 ABEM か AOBEM（American Osteopathic Board of Emergency Medicine）から認定された者 40 名である．AEMC のプログラムの卒業生はもちろん，他のプログラムの卒業生も多くいる．Subdivision としてリサーチ，中毒学，emergency medicine system, ultrasound, airway laboratory services がある．リサーチ，EMS はフェローシップがあり，中毒学も 2008 年からフィラデルフィアで最多の 5 名の toxicologist が所属し，フェローシップも開設される予定である．

1年目	
オリエンテーション	1 month
救急	3 months
CCU（cardiac intensive care unit）	1 month
MICU（medical intensive care unit）	1 month
内科病棟	1 month
一般外科	1 month
外傷外科	1 month
小児科外来	1 month
麻酔科・airway management	1 month
産婦人科	1 month
2年目	
救急	6 blocks
MICU	1 block
NICU（neonatal ICU）	1 block
神経内科	1 block
放射線科	1 block
中毒学	1 block
整形外科	1 block
手技・救急	1 block
EMS（emergency medical services）	1 block
3年目	
救急	6 blocks
小児ICU	1 block
熱傷ICU	1 block
精神科（crisis response center）・選択	1 block
外傷外科（high speed trauma）	1 block
リサーチ	1 block
手技・救急	1 block
4年目	
救急	6 blocks
小児救急	1 block
耳鼻咽喉科・眼科	1 block
脳外科	1 block
リサーチ	1 block
administration	1 block
選択	1 block
手技・救急	1 block

1 block ＝ 4 weeks

ジュニア，シニアに分けられたレジデント教育

　AEMC の ER はベッド数 48 床で 4 つのセクション（Pod A/B/C, fast track）に分かれ，physician assistant（医師助手）または nurse practitioner とアテンディングが担当する Pod B 以外はレジデントが稼働力だ．シフトは基本的に 12 時間制で，朝夕 7 時が申し送りの時間帯である．水曜日以外の終日朝 7 時には申し送りの後に 10 〜 15 分ほどレジデントによる短いカンファレンスがある．

　ER での役割はトレーニングイヤーによって分担されている．PGY-4 は PGY-1/2 と医学生の面倒をみ，また level I/II の外傷を担当，PGY-3 は内科系の最重症の患者と code を担当する．Fast track は PGY-2 が担当し，短時間で多数の患者を診ることをトレーニングの 1 つの目的にしているため主訴が限定された患者が振り分けられる．

　DELCO のシフトは 8 〜 10 時間で，PGY-2 以上のレジデントが送られる．AEMC と違いレジデントとアテンディングは一対一の関係で働き，シニアレジデントに症例をプレゼンする必要はない．DELCO ではファミリープラクティス以外のレジデンシーはいないため，入院，コンサルトには 90 ％がアテンディングとの電話でのディスカッションとなる．DELCO の方がアメリカの大多数の地域病院のモデルに近いため，卒後非研修病院に就職を希望している者にはよい経験だろう．

　毎水曜日午前中はカンファレンスの時間で，ER ではその間アテンディングのみが働くことになる．毎月 1 回，外傷カンファレンス，小児科カンファレンス，ジャーナルクラブ，リサーチカンファレンス，他科・他病院から演者を招いたグランドラウンド，mortality & morbidity conference, emergency medical services conference があり，その他の時間はジュニア（PGY-1/2）とシニア（PGY-3/4）に分かれてそれぞれのレベルに見合った講義が行われる．

　ジュニアは教科書に沿った基本的なことを学び，シニアはガイドラインの応用，コントロバーシャルなトピックについての evidence based medicine を使った検証などディスカッション形式の講義が中心だ．卒後の勤務先の探し方，レジメの書き方，契約の仕方等を説明する講義もあり，研修修了後 AEMC のシステム以外で仕事を探すレジデントには非常に役に立ったようだ．

新しい取り組み

　2007 年からはそれまで月ごとにローテーションを代わっていたのを変更し，1 ローテーションがそれぞれ 4 週間となった．そのため 12 月から 1 月にかけて 1 週間手技を磨くことに目的を集中した procedure lab week が始められた．この週もジュニアとシニアで講義内容が異なり，ジュニアは整形外科的手技等基本的なことを，シニアは口頭試問のシミュレーション（救急の board examination はペーパーと口頭試問の両方がある），swine lab 等実用面を重視した講義が行われた（手技に関してだが，アテンデイングの 1 人が主宰する cadaver を使った airway management course（www.airwaycam.com）にレジデントは無料で参加できるという特典もある）．

　その他，AEMC のプログラムでユニークな点は，外傷患者のマネージメントが隔日で ED（emregency department）と外傷チームのどちらかに任されていること，Emergency Medicine Residency Association（EMRA），American College of Emergency Physician（ACEP）等へのレジデント時代からの参加を推奨されること，カリブ海にある St. Croix の ER でのローテーション等であろう．

　AEMC の患者層であるが，貧困層，失業率の高い北フィラデルフィアに位置するせいもあり，疾患のバラエティー，重症度にはこと欠かない．外傷では銃創の患者が徒歩でやってくる土地柄である．大部分の患者は黒人だが，ヒスパニック系，アジア系のコミュニティーが病院周辺に広まっており，人種構成はますます多様になっている．逆に DELCO では白人層がメインで，primary care physician（主治医）を持つ患者が多い．AEMC

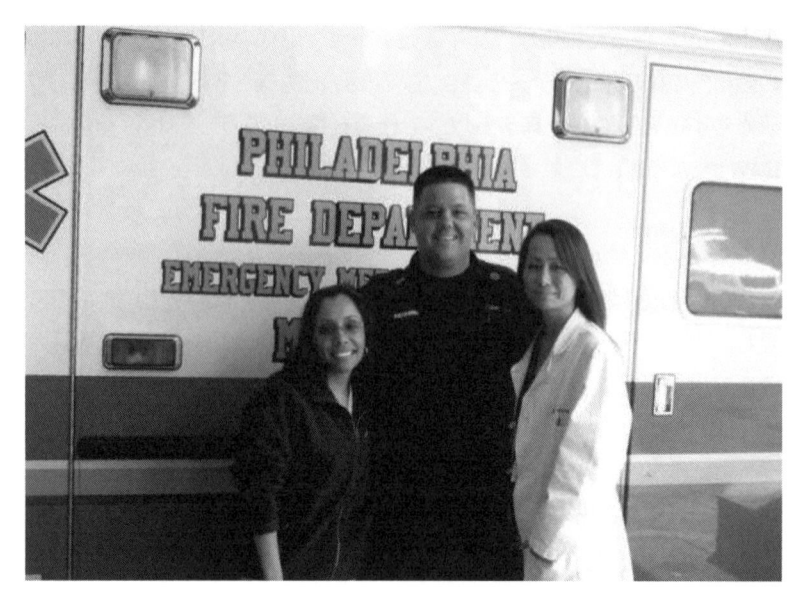

▲フィラデルフィア Medic 24 の救命救急士ケニッシュ，リサーチアシスタントのエリザベスと

周辺ではコカイン，DELCO ではヘロインと drug addiction のトレンドにも違いがある．

高いバーンアウト率

　救急は比較的新しい分野であり，また医師のターンオーバーが早いため全国の ER の数は減少傾向にあるものの，board-certified の救急医の需要は非常に高い．ER で働いている医師の約 50％は non-board certified で，非研修病院では他科でトレーニングを受けた医師が ER で働いていることも少なくはないのが現状だ．その理由のひとつは非常に高い「バーンアウト」率である．

　ACEP にも wellness section が存在し，仕事に関するストレスへの対処法を検討，提案している．アメリカの救急医が研修修了後リタイアするまでの平均年数は，他科の医師と比較し約 10 年短いと言われる．医療訴訟のメッカのようなフィラデルフィアにいるせいか周囲を見ていると現実は

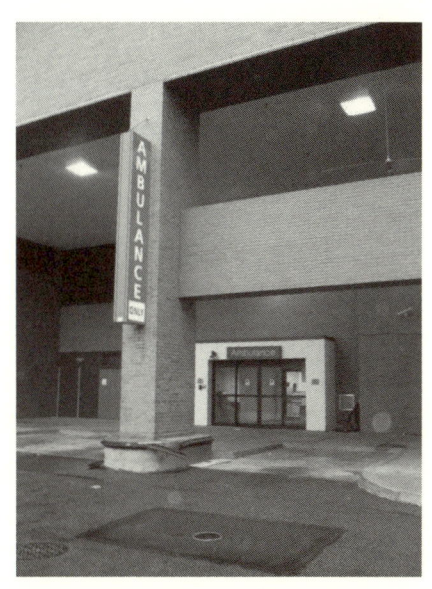

▲早朝のER正面．数時間後には救急車で埋め尽くされる

　もっと厳しいようで，アドミニストレーションのような役職に就かないかぎり10～15年で何らかのキャリアチェンジのため現場から去って行く救急医が多いように思う．研修の途中で科の変更を迫られるレジデントも各クラスに1～2名出てくる．
　いかにアメリカで救急医として生き残っていくか，必要と思われる条件を挙げてみた．

Ability to make decisions

　Dr. Pierceは家庭，子供がありながらフルタイムでアカデミックEMをしている数少ない女性だ．彼女からは仕事と家庭のバランスについて色々教えてもらった．一番感謝しているのは，夫が腎腫瘍から出血した際，入院を勧められたにもかかわらず，帰宅してきた時のことだ．入院したがらない夫のことを愚痴る私に言った．
　"Rika, you make the decision. Don't let him. You take the lead."

その時私はインターンシップの半ばに差しかかろうとしている頃で，シニアレジデントやアテンディングたちに言われたことをこなすのに精一杯で独断で行動するなんてレベルにはなかった．「沈黙は金」の国で育った私は，間違えるのが嫌で百％の確信がなければ口を開くことはなく，「静かすぎる」「もっと assertive に」という評価を何度ももらった．
　シニアレジデントになり，自分しか決断を下す者がいないという立場に追い込まれて同じような評価は減るようになったが，最初に押し切った大きな決断は，医師として大先輩に当たる夫を引きずるようにして入院させたことだった．
　救急医は診る患者の数で給料をもらっているのではない，決断を下すことに対する報酬を得ているのだ，と言ったのは Dr. McGee．自分で決断を下すこと，自分がリーダーシップをとること，それが４年かけて私が学んだことの中心にある．

Team player

　PGY-4 になってしみじみ感じるのは，救急は完全なチームプレイであるということだ．いくら優秀な救急医であろうと，看護師，テクニシャン，その他のサポートスタッフがついてこないことには ER は回らない．レジデントの時期でさえ，誰がその日のメンバーかということでも稼働率が違ってくる．また，いくら ER がフル稼働していても入院が必要な患者のための空ベッドが病院内になければ，diversion（救急車で搬送されてくる患者の受け入れを拒否すること）の状態に追い込まれる．コンサルタントとなる他科との関係も大事である．あれもこれもと他科にコンサルトする者もいるが，「トリアージナース」と揶揄されるのがこういったケースであろう．

Know the priority

　トーニングレベルが上がるにつれ，一度に話しかけてくる人の人数が増えてくる．アテンディングになってもこの状況は変わることはない．15

～20床を同時進行で診るため，どの患者が最重症で，何が一番先になされるべきか常に把握しておかなければいけない．これはER内だけでのことではなく，個人の生活でも言えることである．

　救急の世界で著名なある医師は，キャリアに重点を置いた生活を続け，気がつけば家族は去っていたという．昼夜，祭日等関係のない生活をしていると病院の外での常識を見失いがちだ．人生の最後に医師として記憶に留められたいのか，あるいは「よい伴侶」「よい母親，父親」「よき友」等として覚えられていたいのか，それは個人の判断である．自分の人生にとって一番大事なことは何なのか，常に意識しておくべきだろう．

Patient advocate

　アメリカの救急医療というのは個人主義と資本主義の産物ともいえるフィールドであろう．先進国と言われながらも，個人の経済状態が受ける医療を左右することは否めない．医療保険非保持者，ホームレス，麻薬，アルコール中毒，medication non-compliant と正直言って他科の医師が関わりたがらない人たちが ER を訪れ，その人たちに対応するのが救急医である．故に TV ドラマで見せ場となるような 'cool' な医学的救急事態だけでなく，社会的救急にも対応できる clever な人材が ER で必要とされる．ER は患者がくぐる病院での最初のドアにも，最後のドアにもなりえる．そのことを自覚し，患者にとって何がベストなのか考慮し対応すべきである．

　Emergency department のディレクター Dr. Chudnofsky は誰に聞いても「最高のボス」という評価を受ける人だが，その理由の1つに常に「患者のために」というコンセプトを最優先させたマネジメントがあると思う．他科のアテンディングの希望に沿わないことがあり後からディレクターを介して苦情が来ても，それが患者側の立場に立った正しい行動であれば，Dr. Chudnofsky はレジデントの側に立ってくれる．当たり前のことのように聞こえるが，現実は病院の中にもポリティクスはあり，特に研修修了後勤務先を決めるにあたって注意しておくべきだろう．

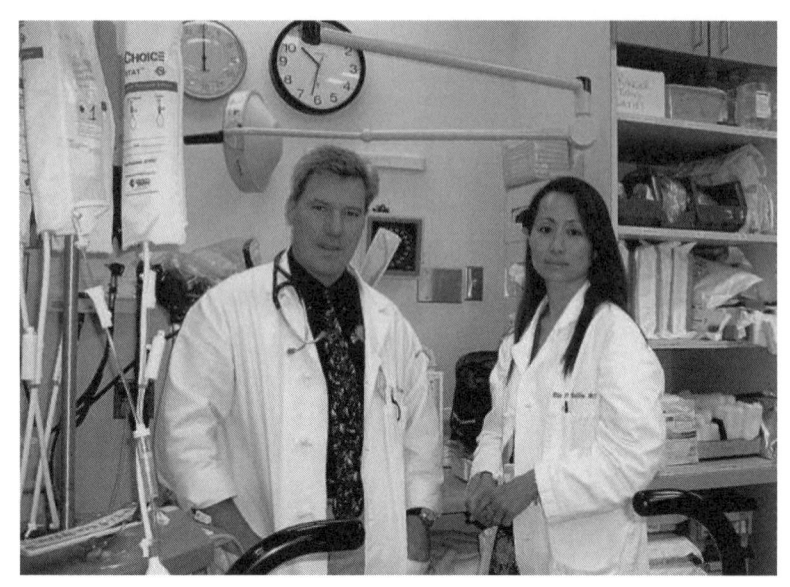

▲4年間いろいろな面でメンターとなった夫と

Ability to laugh during the worst situation

　ERでは良くも悪くも「現実は小説よりも奇なり」ということが起こる．最悪の状況をあえて楽しみ，平然として次のステップへ進む「度胸」がいる．それには，プランAが駄目ならプランBを用意しておくというように，あらかじめ一歩先を見て行動することが必要だ．

フェローシップを選択するにあたって

中毒学のフェローシップ

　今後は，2008年6月に研修終了後，AEMCとその関連病院でアテンディングとして勤務し，中毒学のフェローシップが開講次第，フェロー第一期生になる予定である．AEMCのEDの卒業生は毎年1～2名がフェロー

シップへ進むが，多くは 30 代前半ですでに小さな家を一軒購入できるほどの学生ローンを抱えており，負債返済のためサラリーの高い非研修病院へ勤務することが多い．アカデミシャンとして成功しそうな者も少なからずおり，残念である．

　クラスメートのように卒後数年間は世間に揉まれたほうがいいかも，と非研修病院での勤務も一時期考えた．しかし，自分の体力のなさと年齢を考えると，ある程度 clinical hour をカットしないとこの仕事を続けていけないという現実に直面し，将来の仕事の幅を増やすためにフェローシップを選択した．

　中毒学のフェローシップを終えた人たちは，中毒学を「趣味」としてやっていく救急医と，中毒センターを中心に働き中毒学を本業とする者の二者に分かれるが，今のところ前者を目標にしている．

ER での思い出と新たな出発

　小児科のインターンの時，ローテーションの一環として救急が 2 カ月あった．小児科のクラスメートは，ローテーションの間 16 歳以下の患者しか診なかった．数日間は私も同僚に見習って子供だけを診ていたが，次第に退屈してきた．退屈しようがしまいが，勤務時間中は ER にいなくてはならない．時間を無駄にはしたくない．そこで，ED レジデントチームに加えてくれるよう頼んでみた．

　AEMC の ER はテレビドラマ ER さながらに忙しい．小児科のインターンが加わったところで足手まといになるだけだろうが，ER のスタッフはすんなりと OK した．小児科のレジデンシーディレクターにも承諾を得た．当時の AEMC の ER は現在の 3 分の 1 の規模であったが，時間によって 1 人または 2 人の 4 年目のレジデントがおり，fast track 以外の ER すべてを指揮していた．

　小児科のインターンから見ると，てきぱきと ER を仕切っている 4 年目の ED レジデントはただ「格好いい！」そのものだった．その時 4 年生だったレジデントというのはまた特別だったようで，ディレクターの Dr.

【留学先の情報】

Dr. Merle Carter, MD
Residency Program Director
Albert Einstein Medical Center
Dept. of Emergency Medicine
5501 Old York Rd.
Philadelphia, PA 19141
e-mail ● carterm@einstein.edu
URL ● http//www.einstein.edu/emergency/education/index.html

Ms. Kelli O'Donnell
Residency Program Coordinator
Tel: +1-215-456-6336
Fax: +1-215-456-6601
e-mail ● odonnelk@einstein.edu

Chudnofskyがこんなにも皆そろいにそろってできたクラスは見たことがない，というような生え抜きのグループだった．

2回目のERのローテーションの際には，あらかじめ希望してEDレジデントのスケジュールに加えてもらった．「おまけ」ではなく，グループの一員として働くのだ．同じメンバーと働くことが多く，4年目のシニアレジデントは大抵Kenだった．小児科研修の2年間のなかで，これほど楽しいローテーションはなかったように思う．

Kenは当時自転車に夢中で，時間が空くと自転車の話ばかりしていた．病院と自分の家以外では世の中で何が起こっているかまるで分からないような生活をしていた私には，Kenの言っていることはさっぱり分からず，ぽけっとしながら頷いているしかなかった．

ローテーションの最終日，その日のシニアもKenだった．車輪やギアの話がどうして身の上話になったのか，話の前後はまったく覚えていないのだが，なにげなく，「あのね，私が本当にやりたいのは救急なんだよ」

と Ken に言ってしまった．彼はいつものように我関せずといった表情で，
"If you really want to, I will support you." とさらっと返した．
　その時彼は本当に私を推すつもりでもなんでもなく，ただの社交辞令だったのだろう．それでもその帰り道，私は涙がぽろぽろ出てきて止まらなかった．
　AEMC にアテンディングとして残ることが決まると，今では卒後 5 年目になる Ken がやって来た．握手を交わし，"I'm glad that you are staying." と彼は喜んでくれた．憧れであり，目標であったかつてのシニアレジデントと同等のレベルに自分が達したか今の時点では分からないが，彼らと同じ土俵に立つことを誇りに思う．

　先日 7 月以降のアテンディングとしてのスケジュールが届いた．尊敬するアテンディングたちの名前と同じページに自分の名前が載っているのがなんだか恥ずかしく，不安と期待半々の複雑な気持ちで勤務日を確認しているところだ．
　今年の子供たちの誕生日は絶対オフにできるように．

chapter 7

アメリカの医療現場とそれを支える教育システム

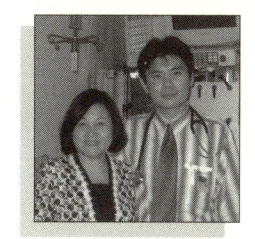

スタンフォード大学病院
集中治療／救命救急
御手洗　剛

June 1998-June 2002
Medical Student
University of Rochester School of Medicine and Dentistry

June 2002-June 2007
Resident
Combined Emergency Medicine/Internal Medicine
University of Maryland School of Medicine

July 2007-Present
Chief Fellow
Critical Care Medicine
Stanford University Medical Center

June 2008-Present
Clinical Instructor
Emergency Medicine
Stanford University Medical Center

❖要旨❖

　日本から来られる先生方は優秀な方が多く，決してアメリカの医師に劣るとは思いません．しかしながら，日本ではどの指導医についたかで受ける教育に大きな差が出てしまうこともあると聞きます．
　私の場合17歳の時に渡米したため，日本とアメリカの医療現場の違いを説くことはできません．しかし，これからお話しする自らの体験を通じて，皆さんが将来一緒に働くアメリカの医学生や医師たちが受けたアメリカの大学教育や医学教育とはどんなものなのかを少しでも伝えられればと思います．

渡米後の試練

　私の場合，アメリカ留学は暁星高校3年生の時でした．子供の頃から人体や病気の仕組みに興味があったので，最初は日本の医学部を受験するつもりでした．しかし，両親がともにアメリカでの留学経験を持ち，その時の苦労がいかにその後の人生で役立ったかを実感していたこともあって，子供たちは自分たちと同じように海外の大学で修行させるという教育方針をとっていました．アメリカは医学部が大学卒業後なので遠回りな感じはしましたが，今は亡き父に "education is not about efficiency" と言われました．教育に関しては，効率に囚われると本質を見失うといった考えだったようです．

　ペンシルバニア州にある半寮制のジョージスクール（George School）という高校に編入した当時，わがままで世間知らずの私を待ち受けていたのは，巨大な英語と文化の壁でした．17歳といえば，仲間と繋がっていたいという思いが一番強い時期です．そんな時に，周りと意思の疎通がうまくできずに募る孤独感には耐えがたいものがありました．しかしながら，その苦労のお陰で今の自分がいるというのも事実だと思っています．

　例えばコミュニケーションです．言葉に自信がないために百％集中して，とにかく相手の話をしっかり聞こうと努めます．その積極的に聞くという姿勢は医者と患者の信頼関係の構築に欠かせない要素だと思います．そして，苦しい時だからこそより一層感じる人々の優しさ．外国人として，右も左もわからない状況での周りのちょっとした心遣いは本当に心に染みるものです．

　医療現場においても患者さんはわからないことや，不安を抱えていることによって似たような立場に立たされることがあると思います．そのように身体的にも精神的にも弱い立場に置かれた患者さんをよりよく理解し，その苦痛を和らげる思いやりや優しさを持つことは医師として最も大事なことではないかと思います．

ディベートの授業に見る論理的思考と表現力の教育

　大学入学直前の夏にサマースクールへ行くことにし，そこで初めてディベートの授業を体験しました．大勢の人前で自分の意見を言うこと自体に慣れていなかったので最初は戸惑いました．

　まず2人1組で2つのチームをつくり，先生から題材が渡されます．例えば「公海での漁業は許されるべきかどうか？」など，テーマは毎回違っていて，自分の意見と関係なく，コインの裏表で賛成組か反対組かが決まります．その後図書館に行って資料を集め，翌日，3分から5分といった時間で自分たちが組み立てた論点を2, 30人くらいの観客の前で発表するのです．発表を終えると今度は，相手の出してきた論点をめぐって互いに反論を繰り広げ，最後は観客からの拍手が多かったチームが勝ちとなります．

　自分の考えを論理的にまとめ上げていく訓練，自分の視点と相手の視点を客観的に比較・分析する訓練，観客を意識した，聞き手の立場に立ったわかりやすい話し方の訓練など，様々な要素が詰まった授業だったと思います．医者になった今でも，同僚や上司と患者さんのケアについて意見を交わしたり，多くの人の前で医学のトピックについて話すときなど，このときの訓練が生きてくる場面が毎日のようにあります．

バランスと critical thinking を重視したリベラルアートの大学教育

　アメリカの場合，医学校への進学には4年間の大学をまず終了しなくてはいけません．私はペンシルバニア州にあるスワースモア（Swarthmore College）というリベラルアートの大学へ進みました．生徒数が多く，専門性を早くから強調するアイビーリーグ等に代表される University システムとは対照的に，リベラルアートの教育方針の根本にあるのは，少人数の授業，教養のバランス，社会への貢献等です．人数が少ない分教授との距離も近く，生徒が自由に発言し，議論できる恵まれた環境でした．全校生徒は全部で1300人程度に限られ，1クラスの人数も十数人から多くて5, 60人ほどでした．

教養のバランスに関しては，Natural Science，Social Science，Humanity という3つの分野からある一定の教科を，専攻に関係なく取らなくては卒業できません．短期間に分厚い本を読破しなくてはならなかったり，GPA（grade-point average）を維持しなければいけなかったりと，医学校以上に勉強が大変だったことを覚えています．自分の場合，pre-med という医学校受験に必要な必須科目はとりましたが，専攻は経済を選びました．後々医療に深く入っていくのであれば，大学時代はあえて広く他の分野を学びたいと思ったからです．

　社会貢献というのは，フィラデルフィア周辺の貧困層のためにボランティアで家を建てるのを手伝ったり，小中学生に勉強を教えたりする活動等を指します．こうしたボランティア活動は医学校も重要視するものです．

　高校時代も感じたことなのですが，こちらの教育はものを考える力，すなわち critical thinking を非常に大事にしていると思いました．例えば歴史ひとつをとっても，年号や出来事を単に暗記するのではなく，なぜそれが起こったのか，それに対してはどんな意見を持つのか，そしてそこから学んだ事実を今度は現代社会にどう活かせるのかまで話し合います．時にはその歴史的事実とされていることが果たして真実なのかどうかを，様々な資料をもとに生徒に検証させます．

　こうした analysis を大事にするアプローチは，医療教育においても行われているものです．「この患者さんの病気はパーキンソン病だから，それについて本を読んで勉強しなさい」ではなく，resting tremor があって truncal instability のある目の前の患者さんを病名を告げずに学生に診させます．そのうえで，なぜそれらの症状があるのか，その延長上にどんな病気が考えられるかを議論させ，わからない点を調べさせます．

　医学の世界では過去に事実とされた事柄がのちに否定される場合もしばしばです．医学知識も大切ですが，それ以上にもっと大事なのは目の前の患者さんに対してどのようにアプローチしていくかというプロセスの習得であり，どんなに複雑で困難な患者さんに出会っても対処できる応用力の習得なのだと思います．大学時代に学んだ critical thinking はそのベース

になっていると言えます．

医学校受験の現実

　Pre-med の必須教科は 2 年間の化学，1 年間の生物学，数学，英語，物理です．これら科目の成績や MCAT（Medical College Admissions Test）以外に大事になってくるものに，ボランティア活動や，research，そしてリーダーシップがあります．

　私の場合は，夏休みを利用して聖路加国際病院の受付で通訳のボランティア，リハビリ科でのボランティア，小児科でがんの子供たちと遊ぶボランティア等を経験しました．また，別の年の夏休みにはボルティモア近郊のガルチャー大学（Goucher College）で植物の成分を使った殺菌効果の研究の手伝いをしたり，ワシントン州の郊外の Family Medicine Clinic で見学を行ったりしました．この時は，shadowing といって医師の後ろを一日中着いてまわり，医者の生活がどんなものかを体験しました．

　医学校受験の際，学生本人がどれほど医学に関心を持っているか，またその関心をどのように目に見える形で行動に移しているかがチェックされます．ボランティア活動や research が重視されるのには，こうした理由があります．

　リーダーシップに関しては，私はかねてからアジアの文化をキャンパスで広めたいと考えており，Pacific Rim Organization という組織をつくりました．学外から人を呼んで日米関係について講演を開いたり，tea ceremony を開いたり，アジアンフードフェスティバルを開催したりしました．

　また，当時スワースモア大学には日本語の授業はなく，日本人の生徒数人と協力して日本語を教える教室を開いたりもしました．しばらくしてそうした活動が大学にも評価され，受講者には単位が認められるようになり，近年では教授を招請して，正式な日本語の授業が始まるまでに発展しました．

　こうしたイベントの成功のためには情熱，計画性，説得力，行動力，持

続性，周りの人への配慮，交渉力等，様々な要素が必要になりますが，これらは日々の授業で得られるものではなく，1つひとつの経験を通じて磨かれていくものです．当時学んだことがその後あらゆる場面で生かされたと実感しています．

　片や医学校受験は非常に厳しい現実の中にありました．アメリカ国籍はもちろん，グリーンカードさえ持たない者にとって，アメリカの医学校の門戸は本当に狭いものでした．大学の pre-med adviser や international student adviser からも，過去にグリーンカードを持たない外国人が医学校に入学した例はほとんどない，おそらく合格は無理だろうと言われていました．実際ほとんどの医学部がアプリケーションすら見てくれませんでした．

　大学終盤は就職活動と，医学校の受験との掛け持ちでした．ビジネスコンサルタント会社からは内定をもらったものの，30通ほど出した医学校へのアプリケーションの返事はほとんど来ず，インタビューに呼ばれることもないまま時間だけが過ぎていきました．あきらめずに医師を目指し続けたのは，大学中に亡くなった父との思い出によるものだと思います．父はICUで数週間最期の時を過ごしました．病床で弱った父がわずかに笑みを浮かべて，「お前が将来医者になった時に，この経験が役立つだろう」と言ったのが今でも忘れられません．あの時に，絶対に患者さんと患者さんの家族の気持ちがわかる医師になろうという決意が生まれました．

　ある晩，母に電話をしました．「やっぱり医者になりたい．落ちたらまたやり直す．就職の件は断るつもりだ」．この瞬間，自分の中で腹を括ったのだと思います．「あなたがしっかり考えたうえでの結論ならばサポートする」と言って，母は理解してくれました．その3日後，この決断を待っていたかのようにローチェスター大学（University of Rochester）から合格通知が届きました．

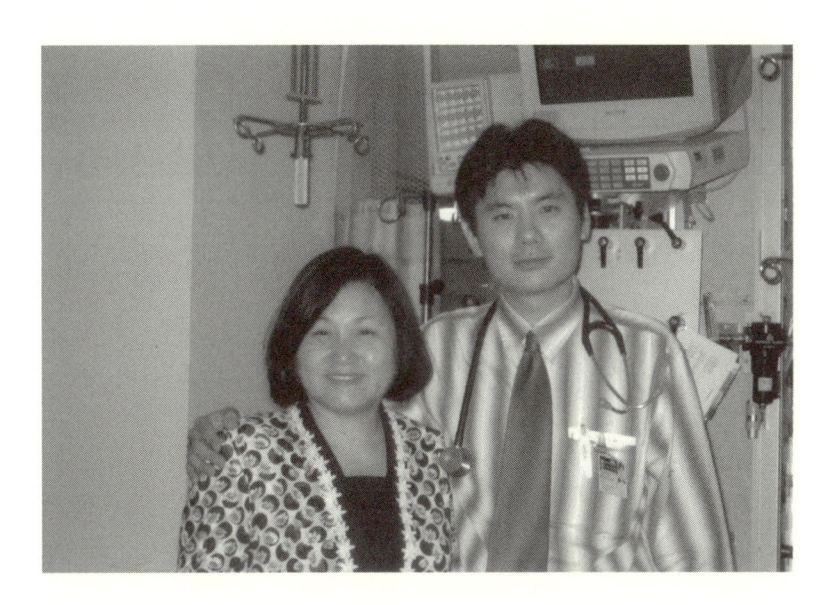

▲研修中に訪ねてきた母とショックトラウマセンターにて

アメリカの医学教育システム

盛んな PBL の授業
　冬が6カ月ほども続く寒い土地柄とは裏腹に，そこでの医学教育はとても人間味のある，温かいものでした．それもそのはずで，ローチェスター大学の医学部は Bio, Psycho, Social Medicine という医療哲学の発祥の地でした．それは患者さんを診る時に，細胞や臓器レベルだけでなく，患者本人がどう感じているのか，そして周りにはどういうサポートシステムが存在するのかなど，3つのレベルを大切にするというものでした．
　今でもとても印象に残っている1年生のときの授業があります．それは，60代の末期の肺がんの患者さんに教室に来てもらって，患者の立場から病気や治療の経験を教授とのインタビュー形式で語ってもらうというもの

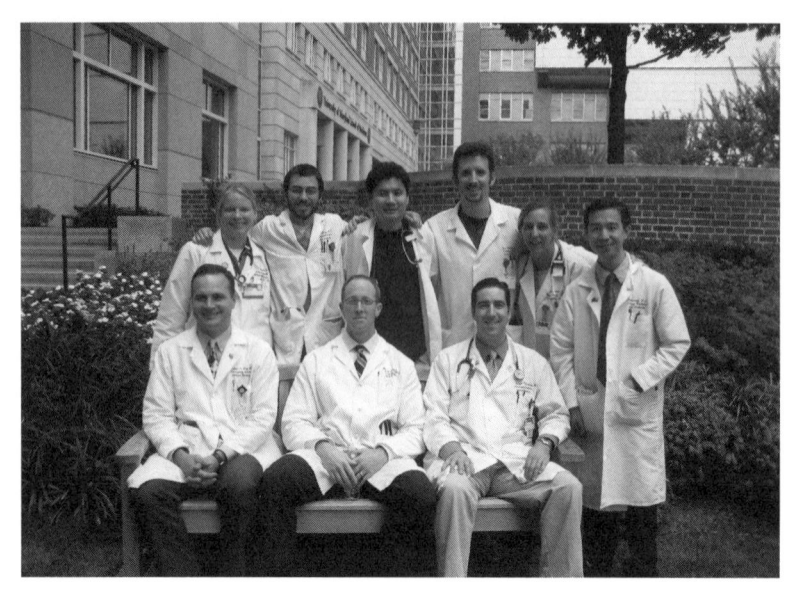

▲一緒に EM/IM の研修をおこなった仲間と

でした．彼は痩せていましたがしっかりとした口調で，辛いけど自分の一生に悔いはないこと，家族の支えに本当に感謝していること等を話してくれました．授業の終わりには 100 人の生徒の大半が涙をボロボロこぼしながら聞いていました．

　医学生というのは医者でもなく，患者でもない存在です．しかし多少医学の知識を持ち，それでいて立場的に医師より患者さんに近くて，両方から多くを学べる存在でもあります．こうした授業を通じて患者さんの生の声を早くから聞き，医者として頭でっかちにならないようバランスを保った教育が行われています．抗がん剤については詳しくても，効果的な治療法のない末期のがん患者とどう接してよいのかわからない医者をつくらないためです．

　当時は，斬新なカリキュラムの改革も行われていました．１年生からの基礎と臨床を同時に学ぶ一貫教育システムや PBL（problem based learning）がその例です．

週に2回ほど6－7人程度の生徒が集まって，与えられた症例について検討します．例えば1年生だったら，午前は1時限目に教室で足首の部分の解剖学の講義を受け，2，3時限は実際に膝下の解剖を行います．そして，午後のPBLでスケートボードで足首を怪我した患者のケースを皆で討論するのです．模擬患者にも入ってもらい，足首の身体所見のとり方について学ぶといった具合です．そのために，ローチェスター大学では，PBLの授業が行われる部屋にはすべて患者用の診察台が備えられていました．
　病理を学ぶ2年生になると，過去の病歴，薬の投与暦を始め，LABの値やX線の映像が使われるなど，かなり踏み込んだ学習をします．例えば呼吸不全で救急に運ばれてきた70代の男性患者のケースでは，心筋梗塞，肺炎，COPD，肺血栓など様々なdifferentialsを生徒自身が自分たちで考えて提案します．そうすると，他の生徒が「それは×××の所見から違うのではないか」などと反論したり，「いや，×××の理由から彼の意見はもっともじゃないか」などと活発な意見の交換が行われます．このように2年生のときのPBLは，授業の復習だけでなく，3，4年次の臨床ローテーションを意識した内容となっています．
　なお，自由な発言の中にも重要なlearning pointsが押さえられているかチェックしたり，PBL自体が脱線しないでスムーズに行われるよう監督する者がいます．この役は教授だけでなく，フェローだったり，研修医だったり，さらには医学部の4年生の学生がつとめることもあります．このように3年生が2年生を教え，インターンが3年生を教えるなど，どの段階にあっても，教わるだけでなく，教えることも常に求められるのがアメリカの医学教育システムの一面であると言えます．
　その他，面白いところでは医療のコストについて学ぶ授業がありました．まず数人ずつのグループに分かれ，示された患者の症状や身体所見からどのような病気が考えられるかをグループで考えます．与えらた検査メニューの中から検査をオーダーし，診断を絞り込んでいきます．ただし，検査を行うごとに，その費用がグループの架空の所持金から差し引かれます．正確な診断に最小のコストで辿り着いたグループが勝ちというものでした．

EMを目指すようになったきっかけ

　2年生の1学期が終わり，日本へ一時帰国する飛行機の中で，救命救急の道に進むきっかけとなった出来事が起こりました．ニューヨークを発って4−5時間後でしょうか，突然機内放送が流れました．「お客様の中でお医者様がいらっしゃいましたら，至急添乗乗務員にお知らせください」．関心はありましたが，私はまだ医学生だったので，自分の出る幕はないだろうと思っていました．ところが200人以上乗っているにもかかわらず，いくら待っても名乗り出る人がいません．搭乗員の緊張感がこちらにも伝わってきました．そこで勇気を振り絞って手をあげて，「医学生でもよろしいのでしょうか？」と聞きますと，腕を引っ張られて患者さんのところへ連れて行かれました．そこには40代の白人の男性がぐったりして座っていました．2年生と言えども，この時期までに問診や身体所見の仕方，血圧などのバイタルサインのとり方はすでに学んでいました．聞くと6時間ほど前から突然激しい嘔吐と下痢に見舞われ，そのうえ発熱や脱水症状もあってぐったりしているとのことでした．偶然ですが，ちょうど講義でmicrobiology&Immunologyのコースを終えたばかりでした．そのときの教科書に載っていたケースに似ていると思い，gastroenteritisではないかと判断しました．

　また，客席からは日本の薬学部で教えているという乗客が現れて，必要な薬があったなら提供しようと申し出てくれました．コクピットに呼ばれた私は，無線を通じてアリゾナにいる地上の医者に今回のケースのプレゼンテーションを行いました．生まれて初めてのプレゼンテーションです．

　プレゼンテーションのあと，地上の医者の指示で，吐き気を抑える薬と解熱剤を患者さんに飲んでもらい，しばらく横に付き添ってバイタルや腹部のチェックを定期的に行いました．幸い患者さんも大分気分もよくなったということで，そのまま無事東京にたどり着くことができました．

　この出来事に遭う前は，自分は内科向きだと思っていたのでそれ以外の道は考えていませんでした．しかし，このことがきっかけで，どんな緊急事態にも対処できるERのトレーニングに興味を覚えるようになりまし

た．内科と救急両方を経験できないかと考えていたところ，emergency medicine/internal medicine combined residency[*]という，両方のトレーニングを同時に受けられるプログラムを見つけました．2008年現在，全米で11のプログラムがあり，25人のEM/IMのPGY-1スポットが設けられています．

＊ www.nrmp.org/data/advancedatatables2008.pdf

　合同プログラムは研修期間がその分長くなります．例えばEM/IMは5年間の研修プログラムです．しかし，その分幅広い経験を積むことができるうえ研修修了後には，ＥＭとＩＭの両方の専門医の認定試験が受けられます．これによって得られる進路の選択肢の多さは注目に値します．
　ＥＭとの合同プログラムとしてはほかに，EM/PEDS（pediatrics），新しいところではEM/FM（family medicine）といったプログラムが存在します．合同プログラムを選ぶ場合に気をつけなくてはいけないのは各科とのバランスです．救急は強いが内科は弱い，小児科は強いが救急はもうひとつなど，バランスの取れていないプログラムには注意する必要があります．

ＥＭ研修医への道

外国からの推薦状

　近年ではライフスタイルを重視する学生が増えたせいか，救急を志望する学生が多く見受けられます．日本の救急と違って，アメリカのERは研修医もアテンディングもシフト制が行き届いています．仕事の最中は忙しくても，その前後はポケベルでの呼び出しなどはなく，プライベートな時間が保証されているのが近頃の学生には魅力のようです．EMレジデンシーに入るための競争もその分厳しくなっています．
　内科志望の学生が，概して理論的で病理に深く食い込んでいく熟考タイプなのに対し，ERは広く浅く患者をてきぱき診たいという行動派タイプ

の学生が集まる傾向にあるようです．志望の動機にしても，多種多様な患者層を診たい，診断と手技が両方求められる現場で働きたい，重度の患者を診たい，などというのが多いようです．

　EM の研修を目指すのに大事になるのは Step 1 の成績，3，4年生次の成績，救急でのローテーションの成績，そして推薦状です．ただし他の科と違い，多くの救急医がシフトを組んでいる現場では，学生が臨床ローテーション中に同じ指導医と長く接する機会がそれほどありません．推薦状を頼む段になって，誰に頼んだらいいのか相手に困るといったことも起こりえます．救急医療の世界で著名な先生から推薦状をもらえれば確かに有効ですが，名前にこだわってあまり強い推薦状を書いてもらえない場合は逆効果なので気をつけなければなりません．

　日本からアメリカの救急レジデンシーを目指す方は，なるべくこちらの希望の病院でローテーションをさせてもらい，あらかじめ何人か推薦状を頼む候補を決めておき，なるたけそれらの医師と多く働けるようにして自分をよく知ってもらい，最終的に推薦状をもらえるようにするというのも 1 つの手だと思います．どんなに周りからの評価が高くとも，どんなに日本で有名な救急で働いていたとしても，日本からの推薦状では，アメリカの医師たちにとっては判断しにくいところがあります．推薦状を受け取る側は，推薦状を出した指導医が過去にどんな人物を推薦してきているのか，その内容をもとに雇った研修医はその後どうなったかを勘案しながら，推薦状の文面をどれだけ真に受け取ってよいかの判断をするからです．

　私がレジデンシーを行ったメリーランド大学，レジデンシー・プログラムディレクターの Dr. Mattu も，それが理由で外国から送られてくる出願書は取り扱いに悩むとよくこぼしていました．

ＥＭ研修先の選び方

　ACGME（Accreditation Council for Graduate Medical Education；卒後医学研修認定委員会）に認められたプログラムは，中身に大きな違いがあるわけではありません．しかしながら，いくつかの大事なポイントがあ

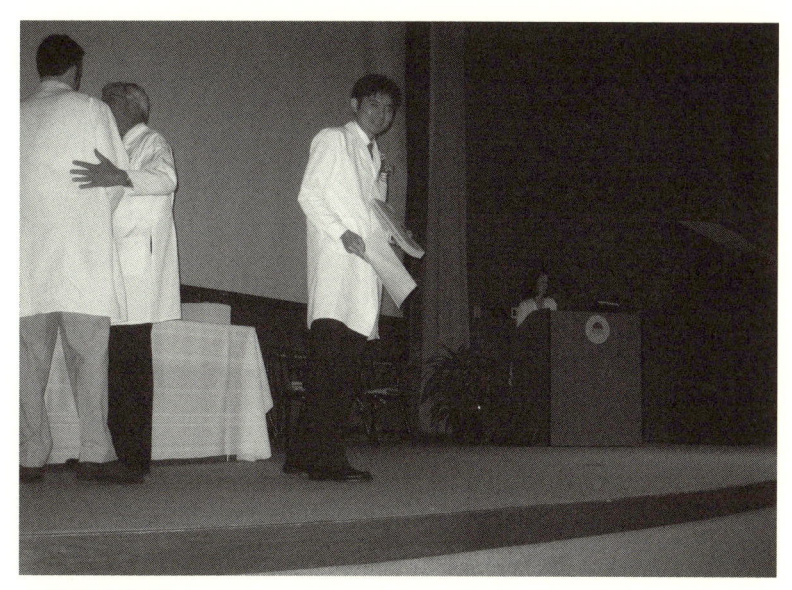

▲研修修了証を手に

ると思います．

①3年制か4年制か

多くは3年制ですが，4年制をとるところもあり，学生の間ではまずこの点が研修先選びの基準の1つになります．

4年制のプログラムの中には1年別の施設でインターンをした後にPGY 2－4の研修を行うところと，PGY 1－4を通じすべて同じ施設で研修をするところがあります．個人的な意見では，3年制も4年制も大きな違いがあるとは思えません．4年制のほうがエレクティブと呼ばれる必須外のローテーションの余裕が多少あるということと，3年制のプログラム修了者は4年制システムをとる研修施設で指導医のポジションを見つけにくいということぐらいです．

研修期間にこだわるというのであれば，フェローシップに進んでもう1年学べば4年制と変わりありませんし，むしろ，アテンディングとしての

給与を1年間棒に振ってまでやることなのかといった意見もあります．

いずれにせよ民間病院の救急で働く場合や，4年制をとる施設への就職をあえて志望するのでなければ3年制で十分です．実際，働き始めて同僚医師のEM研修期間が何年だったかなどと気に留める人はほとんどいないと思います．

②病院のレピュテーション，ERのレピュテーション

名前の知られている大学病院のEMトレーニングがすぐれているかというと，そうでない場合が多々あります．そうした病院に限って，内科や外科の力が普段から強く，EMは相対的に弱い立場に置かれているからです．ERから入院させる時に内科から抵抗を受けたり，プライマリ・ケアの医師がERでの検査に口を出すなど，他科との関係にも注意する必要があります．

また，それらの病院の中には立地条件等の影響で重度の患者さんが滅多に来ない，トラウマ（外傷）が来ない，患者さんの数が少ないというケースもあるので注意が必要です．

③症例の豊富さ

どんなにERへの年間患者数が多くても，その多くが酔っ払いだったり，高血圧の薬を切らしたから処方箋を書いてくれというものばかりでは意味がありません．何度教科書で読むよりも，一度実際に自分で診た症例の方が頭に残り易いということを考えると，豊富な症例を誇るEMプログラムが理想的といえます．

インタビューに行った際，最近どのような珍しい症例を見たかを研修医に聞いてみるのもよいかもしれませんが，一般的にはメインの病院以外に退役軍人病院のERや，カウンティー病院のERを回らせてくれる等，色々なERを経験できるプログラムがお勧めです．

④ローテーションの中身

通常(ACGMEに認められたプログラムであるかぎり),小児ER,産科,麻酔科など必要とされているローテーションはどのプログラムにも組み込まれています.ただし一部に,内科病棟,SICU(外科のICU),整形外科など,必須でないローテーションもあります.

それらの必須でないローテーションをどのように採り入れているかで,その研修プログラムの特色が決まるとも言えます.

何が自分にとって必要なのかを考えて研修先を選ぶのも一つの手です.

⑤プログラムディレクターの人望とリーダーシップ

カリキュラムの変更も,どのような形で研修医を教育するのかも,ディレクター次第です.ERのovercrowding,研修医の労働時間規制,新しい診断方法や治療方法の確立など,外部環境が目まぐるしく変わる中,そのスピードについて行き,素早くそれらに対応した研修プログラムをいかに作るかが問われています.それにはプログラムディレクターの指導力が大きくものをいいます.

皆さんがインタビューに行かれる時には,プログラムディレクターが研修医の進言をスピーディに取り入れているか,近い将来どのようなプログラムを目指しているのかなどに目を向けてみるといいでしょう.

こうした観点からメリーランド大学のEM/IMの研修を振り返ってみますと,まず双方の科がともにすぐれ,いいバランスのうえにありました.また,各科のプログラムディレクターの強いリーダーシップのもと,絶えずプログラムが改善されている点が魅力でした.例えば指導医の質ひとつをとっても,周期的に行われる研修医や学生からの評価をもとに適度な入れ替えをすることでそれを保っています.3カ月ごとに内科関連と救急関連を交互に回るというスタイルで,あっという間の5年間でした.5年間のカリキュラムの中身は表を参考にしてください.

BLOCK	PGY1	PGY2	PGY3	PGY4	PGY5
1	MICU	inpatient med (cardiology)	ambulatory block rotation	UMMS ED	UMMS ED
2	inpatient med (infectious dis)	ambulatory block Rotation	MICU	STC	pediatric anesth & ultrasound
3	inpatient general med	inpatient general med	inpatient general med	ED elective	UMMS ED
4	night float & ED	STC	Mercy ED	ambulatory block rotation	MICU
5	VA ED	STC anesthesia	Mercy ED	CCU	inpatient med (infectious dis)
6	anesthesia & ultrasound	VA ED	pediatric ED	inpatient general med	med elective
7	STC	UMMS ED	STC	endocrinology	rheumatology
8	CCU	night float & day float	dermatology	UMMS ED	UMMS ED
9	med elective	MAO & neurology	inpatient general med	UMMS ED	STC
10	inpatient general med	inpatient med (cancer ctr)	NACR & night float	CNMC	ED elective
11	pediatrics ED	CNMC	UMMS ED	inpatient med (cardiology)	inpatient general med
12	obstetrics	UMMS ED	UMMS ED	night float & day float	ambulatory block rotation
13	UMMS ED	VA ED	EMS & toxicology & ultrasound	inpatient general med	inpatient general med

Three weeks of vacation per year are incorporated into each resident's block schedule.

Legend:

CCU = coronary care unit, University of Maryland Medical Center

CNMC = Childrens National Medical Center Washington, D.C.

MAO = medical admitting officer

Mercy = Mercy Medical Center

MICU = medical intensive care unit, University of Maryland Medical Center

UMMS = University of Maryland Medical Center

VA = Baltimore Veterans Affairs Medical Center

STC = R. Adams Cowley Shock Trauma Center

メリーランド大学ＥＭレジデンシーのホームページより

(http://www.umem.org/res_emim_block.php)

メリーランド大学のEMプログラムの特色としては，全米屈指といわれるトラウマ外傷センター，Shock Trauma Centerでの4カ月に及ぶローテーションや，毎水曜日に最新のEMジャーナルなどを教材に行われるレクチャー，ジャーナルへのpublicationの奨励などがあげられます．将来の"EMのリーダーを育てる"のをそのモットーとしており，実際これまでにEmergency Medicine Residents' Association（EMRA）の歴代プレジデントを過去6年間に2人輩出しています．

　ボルティモアの都心部のERということもあって，麻薬の中毒者，エイズ患者，服役中の患者，ホームレス，肥満患者，性病患者，銃の被害者など様々なバックグランドの患者さんを診ました．中にはERで食事をもらったり寝る場所を確保するために1カ月に40回以上同じERに来た患者さんもいました．
　ERのシフトは主に12時間で，1カ月に約17シフトをこなします．Shock Traumaにおいては最長30時間働いたこともありましたが，週80時間以上研修医は働いてはいけないという規則があるので，体力的に何とか乗り切ることができました．
　いま当時を振り返って思うのは，その大変さを感じたのは，銃撃された患者さんの胸を開いて手で直接心臓マッサージをしていた時ではなく，むしろ病状を偽ってモルヒネなどの麻薬を打ってもらおうとする患者さんなどへの対応だったような気がします．
　医師の仕事は，患者さんとの信頼関係の上に成り立つものです．ところが，患者さんの症状をいちいち疑いながら診断と治療をしなくてはいけないとしたら，それはたいへんなエネルギーを必要とします．また，頑張って患者さんの命を救ったり，症状を和らげたり，親身になって病気の相談に乗ったとしても，患者さんの中には自分の健康に無頓着な人もいます．何度も同じことを繰り返して，そのたびにERを訪れる患者さんがいます．そういう場合，医療の限界を感じ，疲労感が余計に増したものです．
　しかし，下は新生児，上は百歳近くの老人まで，体の内側も外側も診る

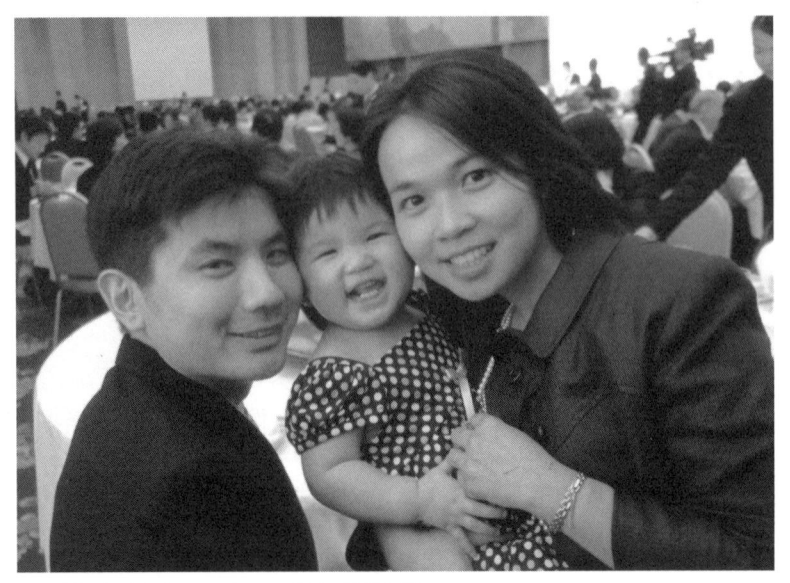

▲一時帰国の中、妻の MyPhuong と娘の美樹と共に

ことを求められる ER の現場は，やはりやりがいのあるものでした．研修医の 3 年生ともなれば，インターンとともに 5，60 人以上の中度，重度の患者さんを診ます．終わった後の心地よい疲労と充実感は ER をやっていてよかったと思える瞬間だと言えます．

現在の状況と今後の予定

ICU フェローシップ

研修医中に ICU のローテーションを何度か経験し，ER での瞬時の判断能力と内科の深い病理への理解の双方が役に立つ，とてもやりがいのある分野だということに気がつきました．ER と違って毎日同じ患者さんに深く関われるのも魅力でした．

残念ながら今の制度では，EM のバックグランドで ICU のフェローシッ

> 【留学先の情報】
>
> Amal Mattu, MD
> Emergency Medicine Residency Director
> University of Maryland School of Medicine
> 110 S. Paca Street
> 6th Floor, Ste 200
> Baltimore, MD 21201
> Tel: +1-410-328-8025
> Fax: +1-410-328-8028
> e-mail ● residency@umem.org
> URL ● http://umem.org/dep_index.php

プに進んでも,アメリカの集中治療の専門医資格は取得できません.私の場合は内科の専門医の資格を利用してICUのフェローシップに出願し,現在はスタンフォード大学のICUのチーフフェローとして日々学んでいる最中です.

　他にも,今年の6月からは時間に余裕がある月を利用して,スタンフォード大学の救急でパートタイムのアテンディングとして働きはじめました.8月からはEMとICUでの合同ケースカンファレンスをスタートさせることも決まりました.

　このようにフェローシップ修了後はICUとERの両方で働き,双方の橋渡しをすることを考えています.

　将来は,サンタクレラ・バレー病院のERで救命医をしている妻と海外で医療奉仕をしたり,必要とされれば日本でも学生や研修医を相手に教えたいなどとも考えています.

医学留学成功へのアドバイス

　人の繋がりが大事なのはどこの国でも一緒です.渡米前の日本での人との繋がり,渡米後のアメリカでの人との繋がり,いずれも大事にできる方が留学においても成功しているのではないでしょうか.

絆と言えば，日本から家族を連れて留学に来られている方も多くいらっしゃると思います．医師として有能で，しかも勉学の情熱に溢れている方たちばかりですから，だれもが成功するチャンスに恵まれているはずです．しかし，成功の鍵は家族が握っているといっても過言ではありません．だからこそ，日本を出る前からしっかり家族と向き合い，渡米後にも密度の濃いコミュニケーションを通じて強い信頼関係を保つことが何より大事だと考えるのです．家族とともに現地での生活にとけ込んでこそ，留学は成功したといえるのではないでしょうか．

＊　　＊　　＊

　私は人より頭がよいわけでなく，能力が高いわけでもありません．しかしながらアメリカの教育に触れて，自分で物事を深く考え，分析し，自分の意見を周りにわかりやすく説明する訓練を受けることができました．常に "Why?" という質問を大事にしてきました．将来，日本でもこうした教育システムが行われるよう祈っています．

　最後に，「子供の教育だけは借金してでも」という哲学で，私を育ててくれた両親と，私を支えてくれた家族や友人，恩師に感謝の気持ちを捧げたいと思います．

chapter 8

小児救急医の
アイデンティティー
とは？
～小児救急フェローシップ
研修体験記～

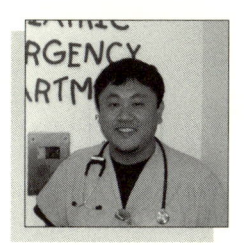

ロマリンダ大学
医学部救急科小児救急

井上信明
JANAMEF Fellow 2003

July 2002-June 2005
Resident
Department of Pediatrics
University of Hawaii John A. Burns
School of Medicine

July 2005-June 2008
Clinical Fellow
Division of Pediatric Emergency
Medicine
Department of Emergency Medicine
Loma Linda University
Medical Center and
Children's Hospital

❖要旨❖

　私は卒後7年目に渡米，3年間の小児科研修を終えた後，小児救急の専門研修を受けるためフェローシップ研修に進みました．ここでは小児医療における内科的および外科的緊急事態に対応する専門医を育てるための研修を実体験し，感じていることなどをレポートします．
日本では，一般的に小児救急とは時間外の小児科外来として考えられており，その定義が曖昧な専門分野ですが，本稿が今後日本において小児救急医療を自らの専門としたいと思っておられる方の参考になればと思います．

小児救急のハードル

「風邪の患者さんばかり診て何が楽しいの？」

　今から8年以上も前，米国での臨床留学を目指してある臨床留学セミナーに参加した際，主催者のひとりとして参加しておられた小児科留学経験者の先生に小児救急の専門研修を目指していることを話したところ，このような言葉をかけられ，非常に悔しい思いをしたことがあります．米国での臨床経験者ですらその程度の認識しかない専門分野ですが，今私はその専門研修をまもなく終えようとしています．果たして私は咳，鼻水，嘔吐，下痢の子どもたちを診療するスペシャリストになろうとしているのでしょうか？

人気の理由

　元々災害医療や国際保健活動に興味があった私は，特に弱者である小児患者に関わるような仕事をしたいと思っていました．その私が卒後研修を受けるうち，小児患者の医学的緊急事態に対応できるようになるため，小児救急医療を学びたいと思うようになったのは自然な流れでした．しかし当時の私には，外傷も含めた小児救急患者を診療するために必要な知識や技術を集中して学べるような環境を日本国内で見つけることができず，米国にその研修先を求めました．

　ところが，当時より米国では小児救急は小児科研修修了者に非常に人気のある専門分野でした．他の小児科の専門分野に比べ給与が比較的よいこと，シフト制であるため医師としてのQOLも保てることが人気の理由です．当然見ず知らずの外国人をいきなり採用してくれるような施設はなく，多少遠回りのようにも思えましたが小児科のレジデンシーからはじめ，小児救急のフェローシップ研修を目指しました．

　レジデンシー中は色々と苦労しましたが，米国式の卒後臨床教育を直接

受けることができたこと，また救急で必要とされるレベルの英語に近づくための練習を積めたことは，非常に貴重な経験であったと思っています.

小児救急フェローシッププログラムに採用されるためのハードルは予想していた以上に高く，大変苦労しました．当時45あった全プログラムに前もって調査してみましたが，外国人採用に対して前向きな返答をくれたのは全体の3分の1程度しかありませんでした．

最終的にはレジデンシー中に指導医から日本人としての勤勉さに対して比較的よい評価をいただけたこと，レジデンシー中に行ったエクストラワーク（臨床研究や翻訳）を認めていただけたこと，また外国人であるということを逆手に取り，「私を採用するとあなたのプログラムを日本だけでなく世界中にアピールすることができますよ」と訴えたことなどが奏功し，第一希望であった現在のプログラムにポジションを得ることができました．その鍵は，目標を明確に定め，はやくから準備をしておいたこと，よいmentorにめぐり合えたこと，そして最後まで決してあきらめなかったことではないかと思っています．

ロマリンダ大学病院
　所在地：カリフォルニア州ロマリンダ（ロサンジェルスより東に車で1時間ほど）
　母体：Loma Linda University（1905年創立），Seventh-Day Adventist（キリスト教のグループ）が経営母体
　病院：Medical Center（1967年開院，現在病院群をあわせて約900床）Children's Hospital（1993年開院，約250床）はMedical Centerに併設されている
　特徴：全米で最初にプロトン線を病院におけるがん治療に取り入れたことで知られる．現在も世界各地から治療を受けるために患者が来院している．また乳児への心臓移植でも知られており，全米の約半数の乳児への心臓移植はロマリンダで行われているともいわれている．
　〈小児救急部の概要〉
　2002年に成人救急部から独立．診察室18床（うちtrauma bay 5床）．郡部唯一の小児専門救急室であり，およそ120万人の小児人口をカバーする中核病院とされている．また米国外科学会が定めるレベルI外傷センタ

一に指定されている．小児救急フェローシッププログラムは1992年より開始，カリフォルニア州では最も古いプログラムのひとつ．救急科にベースをおく数少ないプログラムでもある．

　年間受診件数／約2万5000件
　年間搬送患者件数／約4000件
　年間重症外傷件数／約700件（うち外科指導医が直接かかわる超重症外傷は約40件）
　スタッフ／常勤8人，非常勤5人（小児救急専門医が24時間カバーしている）
　小児救急科フェロー／8人
　小児科レジデント／76人（小児科単独60人，内科 - 小児科合同プログラム16人）
　救急科レジデント／39人

子どもたちの代弁者であり，擁護者

小児救急医療の歴史

　米国では1960年代から救急医療が医療の専門分野のひとつとして認識されてきましたが，1970年代後半に救急室を中心に勤務していた小児科医たちが集まり，それまでの小児科で行われてきた臓器別専門診療とは異なり，臓器にこだわらないですべての小児救急患者に対応する，つまり小児の内科的救急疾患や外傷全般に対する初期診療を専門とする"Pediatric Emergency Medicine"という分野を確立することが話し合われました．

　そのコンセプトはその後急速に全米に浸透していき，1980年代前半に米国小児科学会および米国救急医学会内でひとつの専門分野として認識されるようになり，小児救急を扱うセクションができました．また1990年はじめ頃より小児救急専門医を養成するためのフェローシッププログラムが作られ，1992年には専門医の資格が認定されるようになりました．現在では60を超えるフェローシッププログラムが全米に存在しており，これまでに1500人近い専門医が養成されています．

小児救急医のアイデンティティー

　米国における小児救急医は，救急室において内科系救急，外傷，精神科救急という多岐にわたる小児救急患者の初期診療に関わっています．実際の診療内容の理解を助けるため，私がある月に経験した症例（表1）や手技（表2）をリストアップしてみました．非常に幅広い分野をカバーしていることがわかっていただけるのではないかと思います．これ以外にも，小児科医として授乳指導，乳幼児の家族に対する外傷予防教育，ティーン

表1　小児救急医として経験した症例の例（あるひと月分）

内科系
- CPA（左心低形成術後）
- けいれん重積
- ALTE
- 喘息発作
- 川崎病
- 尿路感染症
- 胃腸炎
- 中耳炎／上気道炎
- アナフィラキシー
- くも刺傷
- 自殺企図（overdose）　など

外科系
- CPA（交通外傷）
- 交通外傷（多発外傷）
- gun shot wound / stab wound
- 頭部外傷（硬膜外血腫）
- 熱傷
- 食道異物
- 鼠径ヘルニア嵌頓
- 虫垂炎
- 肩関節脱臼
- 骨折（前腕，鎖骨など）
- 消化管穿孔（児童虐待）
- 切裂創（要縫合）　など

表2　経験した手技（あるひと月分）

- 気管挿管
- 電気的除細動
- 体外ペーシング
- 中心静脈穿刺
- 骨髄路確保
- 腰椎穿刺
- 食道内異物（コイン）除去
- 耳・鼻異物除去

- チェストチューブ挿入
- FAST scan
- 処置を行うための鎮静
- 縫合
- 切開排膿
- 脱臼および骨折の整復
- 副子固定
- 鼠径ヘルニア用手整復　　など

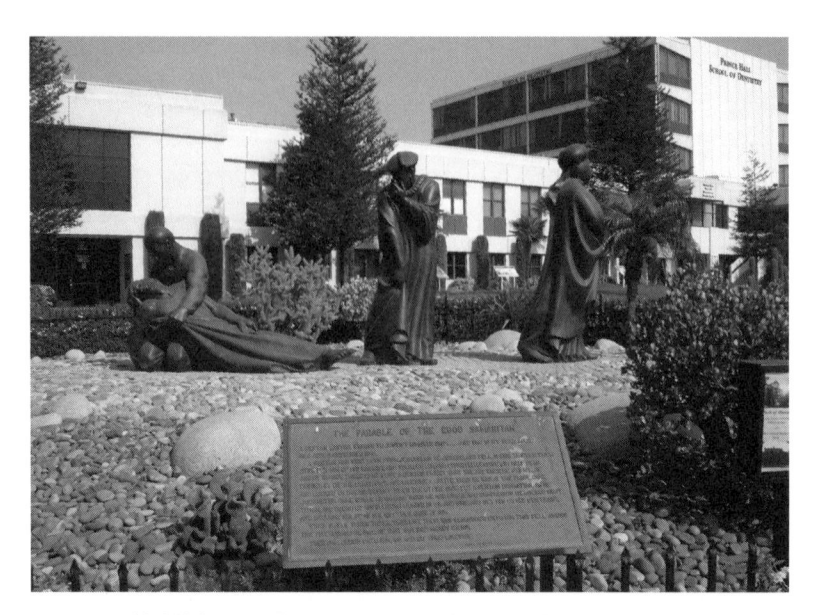

▲ロマリンダ大学構内にある「よきサマリア人」の像．強盗に襲われて傷ついたユダヤ人を助けたのは，学者や司祭ではなく，当時ユダヤ人と敵対していたサマリア人であったという聖書の記述から転じ，すべての人に分け隔てなく助けの手を差し伸べる精神の象徴となっている．ロマリンダ大学の精神でもある

エージャーへの性教育，家族への禁煙指導などを救急室の診療中に行うこともありますので，プライマリ・ケア，予防医学的な役割も担っています．
　また救急室全体の責任者として，全患者の状態に目を配りつつ救急室の患者さんのフローにも配慮したり，メディカルコントロール医として無線で救急隊への指示を行ったり，さらに周辺施設からの患者搬送の受け入れにも対応したりしています．もし教育機関に勤務していれば，研修医や学生への指導，講義を行ったり，自らの研究（主に臨床研究）を行ったりもしています．医師によっては地域住民や救急隊員への講義や講演といった教育活動を行ったり，外傷予防や薬物中毒患者の治療プログラムなど，小児救急患者が関わる分野へも積極的に参加したりもしています．
　まとめると，小児科医としてのアイデンティティーを保ちながら，救急医としての視点で小児に起こる医学的緊急事態に対応しているのが，米国

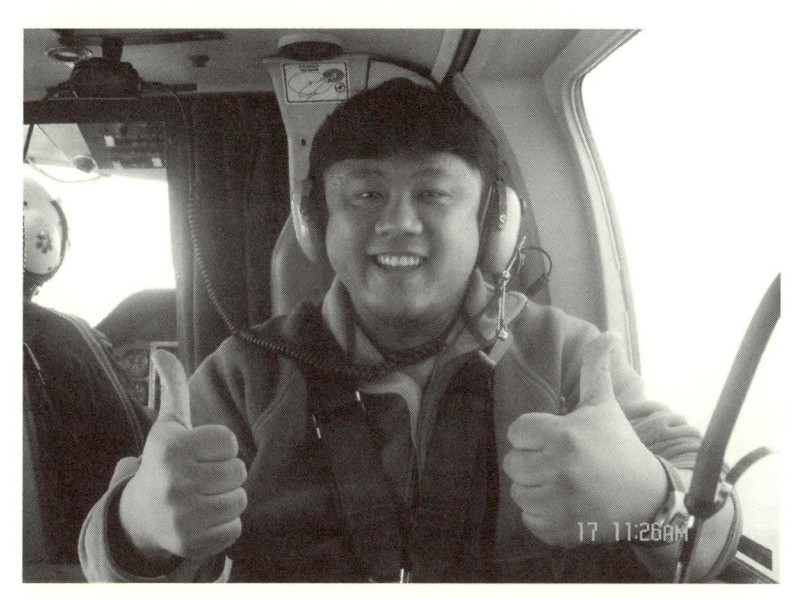

▲ヘリコプターで重症患者を迎えに行くところ．医師のほかに看護師，呼吸療法士が同乗する

における小児救急医と言えるのではないかと思います．また社会のなかで弱者たりえる子どもたちの代弁者であり，擁護者でありたい，そういう思いが小児救急医のエネルギーの源であるとも言えるでしょう．

小児救急フェローシップ研修の内容

3つの柱―臨床トレーニング，教育，臨床研究―

　前述の通り，全米には60近いプログラムが存在しており，現在研修中であるフェローは300人近くいます．小児救急は救急科および小児科がオーバーラップする分野ですので，両方からアプローチが可能であり，実際全プログラムのうち4分の3は小児科ベース，残りの4分の1が救急科ベースになっています．

　フェローシップ研修へはレジデンシーを修了したものが進むことができ

ますが，小児救急フェローシップには小児科および救急科のレジデンシー修了者が進むことができます．全フェローの約90%が小児科レジデンシー卒業生，10%が救急科レジデンシー卒業生といわれています．すべてのポジションはマッチングで決まり，毎年9月から11月にかけてインタビューが行われます．人気のあるプログラムではひとつのポジションに対し約50人の応募者があり，毎年百%のマッチ率です．

　研修年限は小児科レジデンシー卒業生の場合3年，救急科レジデンシー卒業生は2年と定められています．小児科レジデンシー卒業生にのみリサーチをすることが定められており（小児科関係の他のsubspecialtyもリサーチをすることが定められています），この違いが研修年限の差に現れています．規定の研修を修了すると，2年に1回行われる小児救急専門医師試験を受験することができ，この試験に合格すると小児救急専門医となります．

　米国での小児救急フェローシップ研修の柱として，臨床トレーニング，教育（自らが受ける教育と，後輩に指導する教育），そしてリサーチ（主に臨床研究）の3つが挙げられます．この3つをバランスよく，3年間かけて学びます．各プログラムで詳細は若干異なりますが，基本的な研修内容はACGME（Accreditation Council for Graduate Medical Education；卒後医学研修認定委員会）という卒後臨床研修の内容を規定，評価，査定する機関によって定められています．実際に規定が遵守されているか定期的に査察があり，査察内容によっては改善するよう指導を受けます．

臨床トレーニング

　臨床トレーニングとしては，ACGMEより小児救急室にて最低12カ月研修することが定められています．私たちのプログラムでは，合計24カ月間ローテートしており，毎回10時間のシフトが1カ月に13回あります．勤務中は，患者さんを診察し，指導医にプレゼンテーションをし，そこでディスカッションすることを通し，指導を受けます．私たちのプログラムでは，フェロー3年目になると準指導医となり，後輩たちのプレゼンテー

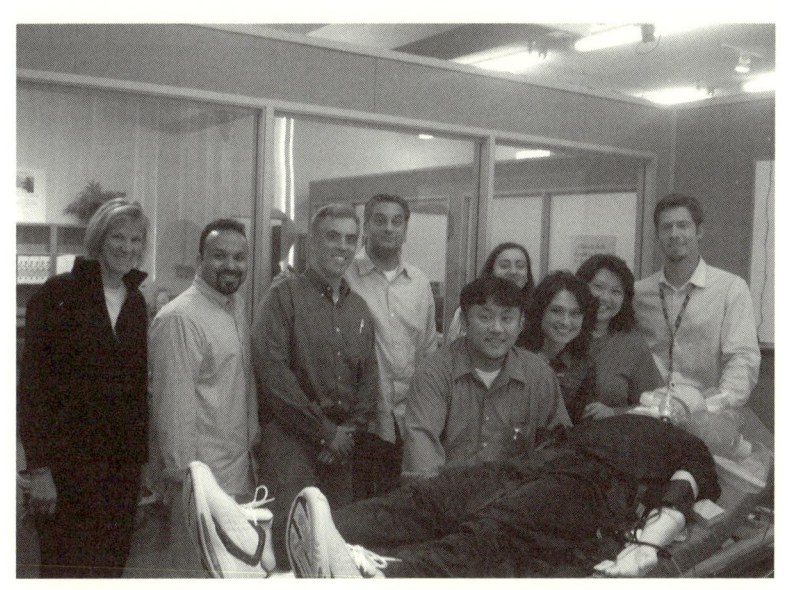

▲指導医や同僚フェローたちと

ションを聞いて指導する立場になりますが，指導医のバックアップも受けられます．

　蘇生の現場では，チームリーダーとして機能することが，フェローには求められています．救急室で処置のために鎮静をかけたり，蘇生に関わる手技，脱臼の整復といった手技は，フェローが指導医の監督下で主に行っています．こうしてバックアップを受けながら，実際にひとり立ちしていくための経験を十分積むことができるよう配慮されています．

　小児救急室以外のローテーションには各施設間で差がありますが，小児科レジデンシーの卒業生には小児 ICU，成人救急，救急科レジデンシーの卒業生には小児 ICU，小児科外来，小児科病棟，NICU などが ACGME の規定により必須のローテートとされています．私たちの施設では，これ以外に産科（実際にお産を取り上げたり，妊婦のトリアージを行う），児童虐待（専門医について被虐待児の評価を行う）などのローテーションがあります．選択（エレクティブ；elective）として私たちの施設では，整形

外科や超音波，麻酔科（歯科麻酔を含む）などの人気があります．

教育

　米国では，上級レジデントが下級レジデントや医学生を教えることがごく当たり前のように行われています．それは臨床の現場で患者さんを診ながら教えるだけでなく，お互いが講義を担当し，教えあいます．私も毎月のように講義が割り当てられており，同僚フェローに対して，また小児科あるいは救急科レジデントに対して，様々なテーマで講義をさせていただいています．表3に私がこれまでに行った講義のテーマの一部をリストアップしました．年齢が近いことで，学生やレジデントも気軽に相談することができますし，指導する側も自分の知識を整理し，ブラッシュアップすることができるので，教えることが自分の学習するモチベーションにもつながっています．

表3　講義のテーマ（一部抜粋）

- 児童虐待（救急室での対応について）
- 歯科救急
- 新生児救急
- 小児科領域における熱傷患者への対応
- difficult airway への対応
- irritable infants への対応
- 小児外傷患者への対応
- 小児救急室における鎮痛と鎮静
- 血尿患者への対応
- 縫合（hands-on lecture）
- 薬物中毒
    - テオフィリン製剤
    - コカイン
    - 炭化水素　　など

　これ以外にも近隣の救急隊へ講義をしたり，それぞれのフェローのモチベーションにあわせてナショナルカンファレンスでの発表，地域住民への啓蒙活動などにも参加しています．

臨床研究

　小児科レジデンシーを卒業したフェローは，3年の間に何らかのリサーチをして論文を書かないかぎり，専門医試験を受験することができないよ

うに規定されています．そのためにフェローは研修を開始してまもなく，mentor をみつけそれぞれリサーチに取り組むことになります．プログラムによっては半年近い長い期間をリサーチのみにあてるようにしているところもあります．

　よい臨床医となるためには，論文を読み，最新の知見を得るだけでなく，自らの力で，自らの臨床上の疑問に答えを出す努力も必要です．つまり自らの力でエビデンスを作り出していくわけです．大変なことですが，日本でも学生や研修医が，臨床研究に取り組んでいく環境ができたらと思っています．

小児救急医療のこれから

小児患者に最善の医療を提供するために
　最近の米国の小児救急医療界におけるキーワードのひとつが EMSC（emergency medical service for children）です．これは小児患者に特化した救急診療の包括的システムのことを指しています．その根底にある考えは，病院前診療や病院間および病院内搬送，さらに退院後のフォローアップも含め，小児患者に最善の医療を提供することにあります．そのためにシステムを整備して人材（小児救急を専門とする医師，看護師，呼吸療法士など）を確保するだけでなく，リサーチの推進や外傷予防などの市民教育なども必要事項として挙げられています．

　フェローはこれからの EMSC を支え，発展させていく人材として期待されていることを実感しています．毎年 1 回全米の小児救急フェローが集まるカンファレンスがありますが，そこでも EMSC の考えが強調されています．今の米国の小児救急医療を築き，牽引してこられたビッグネームの先生方から，こういった話を直接聞けることは感動的なことでもあります．

【留学先の情報】
Lance Brown, MD, MPH
Division Chief and Program Director
Department of Emergency Medicine
Loma Linda University Medical Center and Children's Hospital
11234 Anderson St. Room A-108
Loma Linda, CA 92354 USA
Tel: +1-909-558-7698
Fax: +1-909- 558-0121
URL ● http://lomalindahealth.org/services/pediatric-emergency-medicine/for-health-professionals/residency/

日本版 EMSC

　2005年2月，日本小児科学会より「小児医療供給体制改革の目標と作業計画」が発表され，小児救急医療供給体制の改革ビジョンが示されました．そのなかで，小児医療の集約化を目指し，広域医療圏における小児救急体制の整備を進めることがポイントのひとつとして挙げられています．その構想の一角として，小児時間外診療についてはすべて小児科医（標榜医を含む）で対応すること，また中核病院では小児救急科を設置し，小児救急専任医を配置し，すべての小児救急患者の診療および地域医療センターからの患者受け入れを行うことが目標として掲げられています．ここにはっきりと時間外外来の枠を超え，子どものための救急専門医の必要性が述べられています．

　システムの整備については，日本各地でそれぞれの事情に合わせて工夫がなされているようですが，システムを支える人材，弱者たりえる子どもたちに起こりえるすべての医学的緊急事態に対応できるスペシャリストを育てていくことが，次のステップではないかと考えています．

　米国で臨床経験を積むことで，比較的短期間で多くのことを集中して学ぶことができるように思いますが，やはり英語を母国語としていない私にとって，蘇生など緊張を伴う場面で責任者として正確な英語を使うことに

対する苦労は絶えません．今後は小児救急を学びたいと思っておられる日本の先生方が，私と同じような苦労をしないですむようにすることが，先にチャンスを与えられたものの使命のひとつであると考えています．

研修修了後は日本へ帰国することを考えていますが，少しでもこれからの日本の小児救急医療，日本版 EMSC の構築に参加することができればと思っています．

【参考文献】
Publications（English）
1）Inoue N, Siarezi S, Yamamoto LG. Comparing the Teaching Efficacy of Procedure-in-a-Box Toolkits to Live Instructional Workshops. Hawaii Medical Journal. 2005; 64: 292, 294-295.
2）Inoue N, Crook SC, Yamamoto LG. Comparing Two Methods of Emergency Zipper Release. American Journal of Emergency Medicine. 2005, 23: 480-482.
3）Inoue N, Cordoni L. Iatrogenic Alcohol in Medication. Clinical Pediatrics. 2004; 43（4）: 399-402.

Translations
1）Inoue N. Chapter 5. Emergency Medicine. In: Nishisaki A, Terashima K: Pediatric Secrets（4th edition. Hanley & Belfus Inc.）2nd ed. Tokyo: Medical Science International, 2007.
2）Inoue N. Chapter 13. A case of seizure in a young man. In: Ohnishi H: Common Clinical Cases: A Guide to Internship（McGraw-Hill/2005）1st ed. Tokyo: Medical Science International, 2007.
3）Inoue N. Chapter 22 Critical Procedures. In: Yoshida I, Inoue N: Advanced Pediatric Life Support. The Pediatric Emergency Medicine Resource.（4th Edition. American Academy of Pediatrics and American College of Emergency Physicians）1st ed. Tokyo. Shidantochiryousha, 2006
4）Inoue N. Chapter 2. Initial Steps in Resuscitation. In: Tamura M: Neonatal Resuscitation Program Textbook.（5th Edition. American Academy of Pediatrics and American Heart Association）1st ed. Tokyo. Igakushoin, 2006.

chapter 9

救急から外傷外科への挑戦

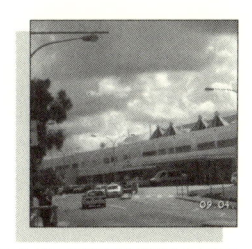

ニューキャッスル大学医学部外科学大学院
ジョンハンター病院外傷部門

吉野　理

September 2007-Present
Research Fellow
John Hunter Hospital

April 2008-April 2012
PhD student（Surgical Science）
School of Medicine and Public Health
The University of Newcastle
Australia

❖要旨❖

　昨年より，外傷外科医になるため，オーストラリアへ留学しています．そのような私に，成功体験のようなものを書くことはできませんし，皆さんにアドバイスできる立場にもありません．しかし，唐突に外国に来た理由，それに伴うリスクや利点，そして今外国にいて思うことをありのままに書いたつもりです．この先どうなるかわからない不安もありますし，それを抱えたまま先に進むのは簡単ではありません．しかし，同時に助けてくれている多くの人々がいることにも気付かされる貴重な時期でもあります．

「外傷外科医になってみたい」．それが，すべての始まりだったような気がします．オーストラリアに来るまでは，それがなんであるかは本や文献などで読む程度であまり想像がつきませんでした．こちらで出会った外傷外科医たちは，想像した以上に外傷に特化されており，全身の外傷を治療する専門家の集団でした．

「ヨーロッパ型」外傷外科医——ここでは，オーストラリアや，多くのEU諸国で働く外傷外科医を指します——はERにおける緊急開胸術や開腹術をはじめとして，手術室での肝臓縫合や腸管吻合，様々な骨折への創外固定術と内固定術，そして急性期から慢性期（一般に1カ月以内）にわたる外傷患者の全身管理を自らで行っています．彼らは日本で言うところの整形外科と一般外科を統合した能力を持ち，外傷を総合的にマネジメントしているのです．

日本では施設によって異なりますが，救命救急センターと名のつくところは同様に外傷治療の急性期の医療を担っていると考えてよいと思います．一方，その中でも脳神経外科・胸部外科・整形外科・麻酔科・精神科などのサブスペシャリティーをもつ救急科専門医がいて，それぞれの専門領域の疾患は彼らがそれぞれ治療，手術を行っている施設が多いと思われます．このようなこともあり，歴史的に日本では外傷学という固有の分野はありませんでした．また，日本外傷学界は2007年度3月現在は専門医制度をまだ設立しておらず[*]，日本ではこのような多岐にわたる専門性をトレーニングするのは困難な状況でした．

　＊ http://www.jast-hp.org/

このような日本の外科医教育システムの中で，オーストラリアのような外傷外科医としての訓練が受けられるのは難しいと考え，私は次の研修先としてここを選んだわけです．しかし，現在臨床ではなく研究をしているように，そうすぐにはそのトレーニングに参加できないのも事実です．

外傷外科医になるには

救急医療と外傷

　2004年の医学部6年生の春ごろ，新しい研修システム，「マッチングシステム」が導入されることを知りました．東北大学は大学病院ではなく，東北地方にいくつかある関連病院で研修をする習慣があったため，東北のどこかの病院で研修をしようと，漠然と考えていました．私がそのように考えた時はすでに医学部6年生の夏になっていて，あわてて東北地方の複数の病院見学を申し込みました．と同時に，「このまま東北大学のシステムの中で仕事をすることでよいのか」という一抹の不安を持っていました．

　その頃東北大学救急部では，高次修練（医学部6年生用春期教育プログラム）として，全国の有名研修病院を学生が週単位でローテーションするというシステムを採用していました．何かいいアドバイスがもらえるかもしれないと思った私と友人は，現京都大学救急学講座の小池薫教授（当時，東北大学助教授）のところへ相談に伺いました．小池先生にお会いしたのは，この時が初めてでした．この出会いから今の私の方向性が生まれたと思います．面識がなかったにもかかわらず，突然押しかけていった私たちに対して，小池先生はたいへん親切に対応してくださり，その説明は実に明快でした．

　小池先生のアドバイスは，一度こうした東北大学のシステムを出てみるのもいい経験かもしれないというものでした．私はマッチングという研修病院決定システムが導入されることもあり，一度東北大学を出てみようと決断しました．この時，研修病院として薦められたのが国立国際医療センター戸山病院の救急部でした．

　病院見学で国立国際医療センター戸山病院救急部の夜間救急を見せていただきました．なぜそう思ったのかはよく記憶していませんが，この病院で研修したいと強く感じました．最終的に，研修先決定で私を後押しして

くださったのは当時，東北大学医学科老年呼吸器内科で私の直接の指導医であった渡戸綾先生でした．先生も国立国際医療センターで研修を終えており，その研修について非常に高く評価していました．秋のマッチングでは，幸運にも第一希望であった国立国際医療センター総合医コースにマッチングすることができました．

現国立国際医療センター戸山病院緊急部長，木村昭夫先生との出会いは自分の方向性を決めるうえで，最も大きな存在でした．木村先生に初めてお会いしたのは，マッチングの試験でした．いくつかある口頭試問の最後のブースに座っておられ，「多発外傷の患者の診察手順について答えなさい」という問題を提示されました．私はまったくわからず，「重要臓器をはじめに診察します．例えば，心臓とか，肺など…」と極めて曖昧な受け答えをしたと記憶しています．解答しながら，とても怖そうな先生だなと思いました．働き始めてからは，予想通り（？）厳しく怖い先生でいつも私の知識の曖昧さ，理論の弱点を指摘し，私は新しい知識や視点を導入することの大切さを教わりました．

救急部のレジデント時代に読んだ中で最も印象的だった論文に，「胸部外傷において CT scan は診断に有用であるが，それが死亡率をさげる明らかな evidence は無い」[1]というものがありました．胸部外傷の診断において CT scan は胸部 X 線よりすぐれていますが，最終的な死亡率，入院期間短縮などには影響しないという論議を引き起こしそうな報告です．

ところが，私らのような若い医師は概して目に見えるものに頼りがちです．例えば外傷初期診療において，全身の CT scan に頼ってしまいます．木村先生は常に，CT scan に過剰に頼りすぎることに警鐘を鳴らしておられました．救急の診察においてはバイタル，実際の診察所見がもっとも迅速かつ大切であり，CT scan については診断に有用である反面，それに要する時間，労力を考える必要があると繰り返し教えられていたように思います．

このように私は国立国際医療センターでの研修を通して，外傷学という分野に魅せられていきました．そして，外傷外科医になるにはどうしたら

いいのだろうかということを考えるようになりました．

職場探し

　海外の職探しを始めたのは，国立国際医療センターで救急部のレジデントになり救急外来で本格的に働き出した，2006年夏頃でした．最重症の外傷患者を診療する際には，色々な救急患者の対応の中でも最も診断・判断に迷い，かつ，時間的制約がつきまといます．朝のカンファレンスで，その場その場の判断の根拠（例えば，なぜこの骨盤骨折に対して，血管塞栓術よりも先に創外固定を行ったのか）を説明すると，（曖昧な知識，論拠に対しては）スタッフからの強烈なフィードバックがありました．

　もともと外傷学に興味があった私でしたが，このようなカンファレンスやスタッフの教育熱心な姿勢を通して，より興味が増しました．日本で，一般外科医の教育システムとして血管外科や他の外科をローテーションするシステムが存在することは知っていましたが，私にはそれが実際の技術に結びつくとはあまり思えませんでした．

　そこで，私は外傷センターで働いてみようと決意しました．職を探すためにまず行ったことは，インターネットで世界の外傷センターを探し，そこにメールを出してみることでした（世界といっても送った先は，アメリカ，オーストラリア，カナダ，南アフリカの4カ国）．先方からは，丁寧に対応していただけましたが，多くの施設の要望は「外科の専門医資格を取得してから応募してほしい」というものでした．

　そうした中，南アフリカとオーストラリアの2つの病院からは，「履歴書を送ってほしい」という返事をもらい，慌てて英語で正式な履歴書（curriculum vitae）を作成しました．オーストラリアの病院というのは，現在私がいるジョンハンター病院（John Hunter Hospital）のことです．ジョンハンター病院はオーストラリアの北ニューサウスウェールズ（New South Wales；NSW）州（人口60万人圏）における唯一の外傷センターで，年間外傷入院数約3500件，年間重症外傷（ISS>15）402件，骨盤骨折138件[2]）の患者を受け入れています．

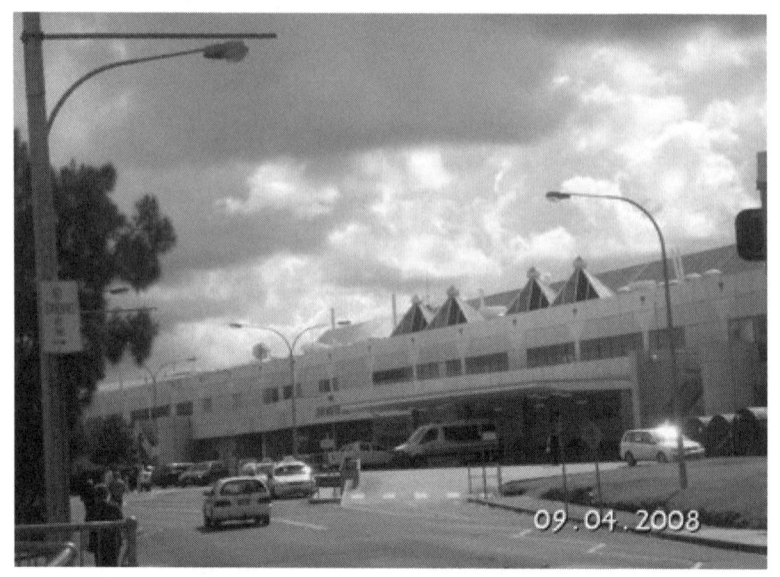

▲ John Hunter Hospital 斜め正面からの写真です．写真手前左手にヘリポート（写ってはいません），やや右手真ん中，車が止まっている辺りに ER 入口があります

＊ http://www.johnhuntertrauma.org/index.html

　しかし，英語で履歴書を書いたこともなく，『英文履歴書の書き方』（真木文介著，秀英書房）を読みながら急いで書いたものを，英語に通じている友人に添削してもらい作成しました．また，職場の上司である木村緊急部長，母校の東北大学でお世話になった京都大学の小池教授から紹介状をいただき，相手先である現在の上司 Dr. Zsolt Balogh に送付しました．彼の返事は非常にシンプルで，「OK！Study English」というものでした．

貯金と英語と仕事

　外国へ行くとなれば，必要なことは「語学」と「留学費用」，ということで 2007 年 9 月から貯金を始め，英会話学校通いも始めました．英会話学校は仕事の合間にいくのですが，いつも当直明けで午後 3，4 時ぐらい

に通っていました．そのため，眠くてたびたび寝過ごしてしまったり，宿題が終わらなかったりと十分に活用することができませんでした．

　私がいた研修病院の救急科は二次から三次の救急を受け入れる病院でした．メインの仕事は，患者の病態判断とその安定化，および致死的な見逃し（具体的に言えば，見逃しやすい下壁心筋梗塞，高齢者の急性腹症など）を回避するとともに，それに引き続くコンサルト業務，他科との共同診療でした．

　基本的に救急部レジデントが他科の専門医にコンサルトする場合，あきらかに自分より経験が上のドクターとやりとりをする（時に議論する）ことが求められており，大変であるとともに学ぶことも多くありました．そうしたときスタッフからは，「経験で明らかに劣るレジデントはしっかりしたデーターとエビデンスをもって仕事をするように」とたびたびアドバイスを受けていました．

　今思うと，このような基本的姿勢を研修当初から身につけられた私は非常に幸運だったと思いますし，この考え方は，オーストラリアに来てからも，他の専門医と交渉する際，あるいは議論する際に非常に役立っています．

オーストラリアの医療はイギリス式

リサーチフェローとしての仕事

　オーストラリアは歴史的にイギリス圏であるため，医療従事者に対してIELTsという英語資格試験を導入しており，医療従事者はこのテストで7.0（9.0が満点）以上をとることが要求されます．もしこの点数がとれれば，オーストラリアで臨床に臨めるのですが，残念ながら到達しませんでした．

　日本にそのまま残って英語のレベルをあげることも考えましたが，同じ勉強をするのであれば現地で学んだ方が有効なようにも思え，Dr. Zsoltに相談したうえでひとまずリサーチフェローとして急きょ渡豪することに

なりました．現地での仕事や生活に慣れたところで臨床に移行するという話でした．Dr. Zsoltから最初の手紙をもらってから6カ月後の渡豪という思ってもいない急な展開でした．

Dr. Zsoltのもと最初に始めたリサーチは前任のリサーチフェローが行っていた，「多発外傷骨折データーベース」を作ることでした．基本的にすべての骨折を画像的に診断し，AO分類に沿った記号に変換し，それに対しての情報を付け加えるという簡単なものでした．しかし，1日5～15件もの骨折患者が運ばれてくる施設であるため，1日でも休むと次の日の机の上は書類と資料の山となっていました．

また，同時に動物実験の新しいプロジェクトを立ち上げるため企画，立案から各担当者との交渉を開始しました．オーストラリアでは動物実験に対するanimal ethicsが非常に厳しく，綿密な企画書，動物を使う根拠とそれを支持する論文を提出することが求められます．このプロセスは，それまで動物実験の経験のなかった私にとっては，とても苦労を伴いました．しかし，ひとたび実験計画が許可されれば，実験に対するサポートは非常に充実しています．

動物は大学専属の獣医師が管理してくれますし，麻酔は自分で管理する必要はありません．この点は，日本の大学院生，研究者と比較すると，人員，資金の面でかなり優遇されているかもしれません．

その他，日本と同様に週1回外傷カンファレンスがあり，これには救急，外科，整形，必要であれば病理，法医学などの医師，さらにはNSW州の救急隊も集まり，担当医が教育目的に症例提示を行います．ここで取り上げられるものの多くは，診断の過程で何か見落としがあった症例で非常に臨床家にとって有用です．余談にはなりますが，ここでも整形外科と救急，外傷チームと救急，麻酔科と外傷チームは常にお互いのチームの診療内容について文句を言い合っており，これは日本でも同じだなあ，と興味深く眺めています．

専門医不足の深刻さ

　一般にオーストラリアは国土が広大なため，医療資源は都市部の人口密集地域に集約されています．北NSW州には合計10（ジョンハンター病院とその周辺病院9つ）の病院があります．

　ニューキャッスル市（Newcastle）の北西約50kmのメイットランド市（Maitland）には9つある周辺病院のひとつとしてメイットランド病院（Maitland Hospital）があります．この救急外来のCT scanは夜間は電源が落ちているため検査をするには電源を入れてからでないと使用できません．また，脳外科医，集中治療医はジョンハンター病院以外にはおらず，産婦人科医はジョンハンター病院を含む2つの病院以外にはいないため，緊急の場合は患者がヘリコプターで設備の整ったジョンハンター病院へ転送されるか，場合によっては医師がその病院へかけつけます．

　外傷に限っていえば，このような理由からジョンハンター病院はオーストラリアでもっとも外傷件数が多い病院ですし（2004年度），1日に転送目的のヘリコプターが平均4, 5回到着します．北NSW州のハンター・ニューイングランド（Hunter New England）という地域を見てもわかるように，オーストラリアの医療システムは，国土が広いこと，人口が極端に都市部に集中していることから，都市部に医療資源を偏在させる集約的なシステムを採らざるえないわけです．

　このような理由もあり，オーストラリアでは風邪で救急にかかると何時間も待ちますし，ひどいときは1日待って帰宅するよう言われることさえあるそうです．また，救急医療の分野はとくに専門医不足が深刻し，NSW州の公式医師登録機関（board）のホームページには救急医募集の知らせが多数あります．

　オーストラリアの医療はイギリス式と言われています．家庭医がいて，そこから各専門医へ紹介されるという方式のため，患者にとって日本ほど診察，診断が迅速に行われません．ある時，妊娠初期にある私の妻に問題がおこり，かかりつけ医である近くの家庭医を受診することになりました．まず，その日の午前中に電話したところ，緊急との理由で予約を取ること

ができました．しかし，これが同日午後４時．診察後，切迫流産の可能性があるとのことでエコーをするため，放射線科の病院を紹介されました．午後５時には診療が終わってしまうため，急ぎ電話をしたにもかかわらず，エコーの予約は３日後となりました．

　このようにとても時間がかかりますし，自分たちで予約を取り，受診ごとに料金がかかるので，日本のシステムに慣れている私たちはストレスを感じます．もちろん，家庭医が火急の事態と診断し，今すぐ専門医に紹介したい時は，産婦人科医へ即座に転送するシステムは存在します．しかし，医学的にそこまで緊急でないと判断した場合，ある程度の時間がかかるようになっているのです．私たちの場合は，子宮外妊娠は否定的で，切迫流産の危険はあるものの妊娠初期のため医学的な介入効果は乏しい，と判断したのだろうと考えられます（もちろん，ここまで詳しくはありませんが，主治医からの説明はありました）．

　このように，風邪だけですぐに病院を受診できるシステムに慣れている日本人にとっては，オーストラリアは非常に不便であると言えると思います．

大事な家庭医の役割

　このような不便さは，実は患者の教育という点からしてもとても大切だと私は思います．日本人にとって病院は身近な存在であり，たいへん気軽に病院を利用しています．そのためか，たとえば小児の発達や風邪といった以前ならば医者にかからなくとも何とかなった事柄でさえ，今では医療がすべてカバーしなくてはいけないという状況にあります．一方，オーストラリアでは，患者は医療の対応できる範囲には自ずと限界があるということをよく理解しています．彼らが医療に対して要求することは，日本人のそれと比較してはるかに小さなものです．

　ところが日本では，深夜の救急医療に昼間と同様の利便性，専門性を要求しています．早い，安い，質が高いというような三拍子そろった医療は現実と照らし合わせてみても不可能なのは明白です．

オーストラリアと日本では何が違うのかと言えば，そのトリアージのシステムです．オーストラリアの家庭医（多くの場合，複数の医師が1つのクリニックに在籍しています）は，生まれたての子供から高齢者まで診察できるように教育されていますし，夜間の緊急対応が可能な診療所も整っています．日本の場合はまずトリアージをするシステムが未完成のため，大病院の専門医の外来に多くの患者が押し寄せます．結果として，専門医の仕事量が増えています．一部の開業医も緊急の対応をしてはいますが，ほとんどがビジネスタイム（月曜から金曜もしくは土曜，いずれも日中のみ）のみの対応です．

　オーストラリアのように「一般開業医（general practitioner）＝トリアージをする」といったはっきりした位置づけのないのが大きな問題です．さらに，開業医の仕事量が勤務医のそれより明らかに多いわけでもないのに，開業医と勤務医の間にかなりの収入の差があるのも説明がつきません．オーストラリアでは公的な施設で働く専門医の給料は家庭医とほぼ同じレベルです．日本において，開業医の位置づけを明確にすることは今後必要だと思われます．

　また，保険を比べたときにも大きな違いがあります．日本は国民皆保険の原則のもと，（滞在期間が1年以上であれば）外国人であっても国民保険へ加入することができます．オーストラリアでは公的保険medicareの加入資格はオーストラリア人と，永住権を持つ外国人にしか与えられていません．この保険は医療すべてをカバーします．例えば，日本は妊娠をカバーしませんが，オーストラリアは全額カバーするため，妊婦検診，出産にお金がまったくかかりません．

　しかし，慢性的な医師不足のため，公的システムによる医療はがんの手術から虫歯の治療まですべて待機リストが存在します．私たちの住む地域では，虫歯の治療は約1年待たなければなりません．一方，公的保険に加えて個人保険に加入している人たちは，自ら医師（手術執刀医）を選ぶことができ，待機リストで順番待ちする必要も減ります（加入している保険の内容や程度によります）．個人保険の種類によっては個人病院での追加

医療費，救急車使用料（NSW 州では公的保険によりカバーされません）など，公的保険が負担しない部分もカバーします．このように保険システムは極めて複雑で，私たちも常に混乱させられています．

臨床への移行を試みる

Australian Medical Council のハードル

　無給で働くのは，私にとっては精神的にかなり辛いものでした．生活資金はどんどん減っていくわけですし，かつ将来給料を獲得できるかどうかもわからないわけです．そんな中で，本来の目的である臨床に移行するための情報収集を開始しました．

　オーストラリアは移民の国で，このジョンハンター病院もインド，南アフリカ，バングラディッシュをはじめとした The commonwealth 諸国や，オランダ，ドイツ，スウェーデンなどの EU，そして隣国インドネシアなどからの医師が多くを占めます．そのためかはわかりませんが，リサーチのみをしている私は頻繁に周りの医療従事者から「なんで働かないの？私たちは医師を必要としてるのよ」といった質問を受けます．

　国籍にかかわらず，医師がオーストラリアで働くには，各州の board への登録が義務づけられています．ただし，ジョンハンター病院のような教育病院ではその限りでありません．実際，病院内では多くの外国人 fellow, researcher, intern の姿を見ますが，彼らはたいていがジョンハンター病院内でのみ働くことを許された人たちです．Board への登録は行っていません．

　というのは，外国人医師が board に登録されるには Australian Medical Council（AMC）[*]が課す 2 つのテストに通る必要があります．応募にあたっては，英語の卒業証明書などの書類を送ります．通常 8 週間以内に書類審査を終えるはずなのですが，私の場合，10 週を過ぎても返事がないため電話で問い合わせたところ，なんと先方の返事（書類の不備通達）

が私に届いていないことがわかり，結局 2007 年度には受験できませんでした．

＊ Australian Medical Council Information Booklet for Candidates

このように色々と情報を集め，苦労の末に書類を作成したものの，審査段階でアクシデントにあったりしている間に，うれしい誤算が起こりました．

ポジション変更

2007 年の春（北半球では「秋」ですが）妻が妊娠しました．彼女もこの国で働きたいと考えはじめ，手続きのための書類を作り始めた矢先のことでした．いつものように週末のパーティで飲みすぎただけかと思い，気にしていなかった私たちには大きな驚きでした．これは，うれしいニュースであるとともに大きな問題でした．

1 つは保険の問題です．日本で入った医療保険（AIU）はたいていのものはカバーしているのですが，肝心の妊娠をカバーしません．日本の国民健康保険は海外でも使えますが，異常妊娠以外はカバーしません．オーストラリアの民間保険ならば妊娠もカバーしますが，ほとんどは「滞在 3 カ月後から」とか「12 カ月後から」といった保険に入るための付帯事項が設けられています．入院費用のみで一泊 860 豪ドルもかかる医療費をすべて自分たちで払うしかないのかと，私たちは途方に暮れました．

もう 1 つは visa の問題でした．移民局から，申請していた労働 visa が「発行できない」との返事がきたのです．私は内心非常にうろたえてしまい，上司の Dr. Zsolt に相談に行くことしか思いつきませんでした．

大学院生になる？

その日のうちに Dr. Zsolt と私は，今後の私の立場とリサーチの仕事の引継ぎについて相談を行いました．そこで出た答えは，私が「大学院生になる」というものでした．彼からこの提案を聞いたとき，私はすぐに断り

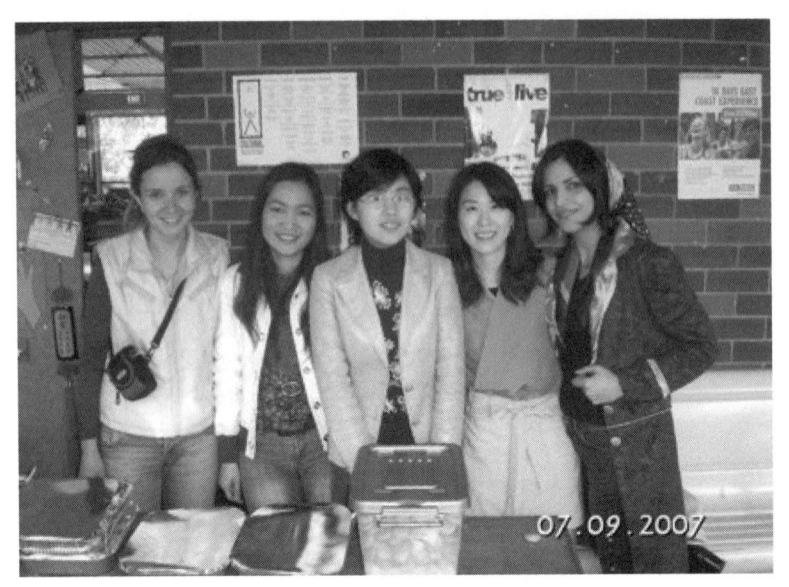

▲ 2007年春,ニューキャッスル大学にて文化交流祭りがありました.その時参加していた,妻とその友人たち.右端から2番目が筆者の妻

ました.来年子供ができるのに高額な授業料など納められるはずもありません.ところが,彼が言うには,彼のfundからサポートができるというのです.

　ここオーストラリアでは,大学院生(doctor以上,日本では博士号以上)に対して日本とはかなり異なった扱いをするようです.多くの学生は奨学金をもらっています.健康保険も大学もしくは上司のfundより提供されます.特に,ニューキャッスル大学(The University of Newcastle)では環境工学などの特定の分野にたいへん力を入れており,奨学金のみならず永住権も入学と同時に取得できる場合があるそうです.

　まず,彼のfundから奨学金を出せるかどうか確認する必要がありました.そこで直接,私が大学担当者との交渉にかかりましたが,結局,労働ビザが間に合わず,一時帰国を余儀なくされました.妊娠した妻の診察予約や住んでいる住居のことなど,帰国を前に片づけなければならいことは

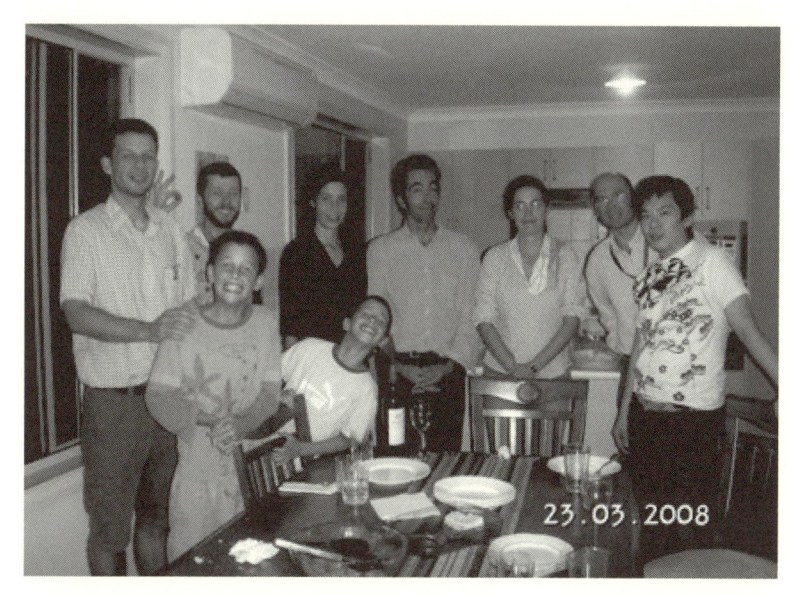

▲ 2008年，イースター休暇中にDr.Zsolt宅にてトラウマスタッフパーティーがありました．左端の男性がDr.Zsolt Balogh，右端が筆者

山のようにありました．滞っていたリサーチも，1人のfellowに引き継ぎました．

　帰国する前の週の金曜日に，Dr. Zsoltから「奨学金に関しては問題ないから，日本に帰ってまた来年来なさい」というオファーをいただきました．こうしてオーストラリアに飛び出した2007年は，「終わりよければすべてよし」という最良の形で終えられたのです．

Visaの取得について

　少し話は逸れますが，外国で働く場合，ビザの取得はひとつの大きな問題です．オーストラリアでは，他の専門職に比べ医師はビザの発給審査が極めて厳しくなります．英語が堪能であり，すでに職も保障されているのであれば職場から労働ビザをサポートしてもらい，働きながらAMCの審査（数年間かかります）を受けるという方法があります．

2007年は私も労働ビザの発給を受けましたが，私のように英語があまり堪能でない場合——IELTsのスコアがすべて7以上という条件をクリアしてない場合——は労働ビザを発給してもらう際，極めて例外的な手続きが必要です．私の労働ビザは，前の職場の直接的な管理者であった国立国際医療センターの木村昭夫部長の推薦状と，今のボスであるDr. Zsolt Baloghから病院での新しいポストおよび推薦状をもらうことにより発給されたのです．日本と異なり，やはり「推薦状」が大きな力を持つようです．実際，ビザは一度は却下されましたが，あとから病院の人事部から受けた電話では「発給可能」と判断が覆ったそうです．

　ジョンハンター病院には，これらのビザ問題を扱う人事・移民部門があります．私の場合も，労働ビザの申請はほとんど彼らが行ってくれていましたし，外国人医師のリクルート，サポートなどもこの部門が取り行っています——このように，外国人医師に対して，非常に手厚いサポート体制を整えている病院もありますが，これはあくまで私個人の経験であり，オーストラリア全土が同じであるかどうかはわかりません．一般的に大都市，いわゆるシドニー，メルボルン，ブリスベン，パース，アデレード以外は，医師が不足していることもあり，このようなサポートがあるのかもしれません．

外傷外科医としての一歩

外科トレーニングへの参加

　私は今また，このオーストラリアにいます——2008年2月に再渡豪——が，いまだに日本でトレーニングを続けるべきだったか？　それとも外国へ来てよかったのか？　どちらを選ぶべきだったのかわかりません．当時，木村部長に相談したときには，「外国へ出るんだったら早いほうがいい．行くならすぐ行きなさい」と言われましたし，「1年のレジデント

トレーニングでは短い」ともおっしゃっていました．ただ，私自身あまり変化を好まない性格であることを自覚していましたし，今を逃すとこのような機会は来ないのではないかと思い，日本を出てこちらへやってきました．

　来てみた実感として，外傷を勉強するという点から見ると，やはり症例数が多いことや，外傷外科医が何をしているか肌で感じられること，オーストラリアの外傷のガイドラインに直接触れられるなど，よいことばかりのように思えます．稀な症例である開放性骨盤骨折の患者を見ることもできました．また，英語圏にいるため，論文を始めとした最新の情報が苦労せず手に入りますし，南アフリカの医療は外傷外科医であれば面白いといった類の話まで耳に入ってきます．

　反面，臨床ができず臨床経験という点では劣ります．このままでは帰国後，専門医の申請をしようにも規定の年数に達しないため，再トレーニングをしなくてはならない可能性があります（外国でのトレーニングがどの程度日本のトレーニングとしても認められるのかわかりません）．あまりに環境，システムが異なるために，日本に帰ったときに順応できるだろうかと不安に駆られるときさえあります．

　このようなジレンマを抱えながら，私が目指しているのは，オーストラリアの外科のトレーニングに参加し外科専門医の資格を取ること，そして外傷外科医として働くことです．

　オーストラリアの一般外科のレベルは世界的にも高く，特にイギリスを中心としたcommonwealth諸国や一部のEU諸国ではほとんどそれら国々の専門医資格と同等の価値を持ちます．このトレーニングに参加するには永住権が必要ですし，非常に競争率が高いことで有名です．しかし，ひとたびトレーニングに参加できれば，一般外科，心臓外科，外傷外科そして歯科に至るまでのトレーニングが5年間のローテーションにしっかり組み込まれています．

外国で暮らすことの意味

　外国に暮らすということは，育ちも文化も違う人の中に孤独でいるわけで，それがいい経験にもなりますが，大変なことの方が多いのです．オーストラリア人は比較的日本人に親切といわれますが，それでも外国人というだけで，われわれに説明を十分にしなかったりといったことがたくさんあります．そこで，できることは我慢すること，もしくは相手を辛抱強く説得することです．

　私の上司の Dr. Zsolt はハンガリー人で，アメリカで外傷外科医として働き，その後オーストラリアにリクルートされてきたこともあり，外国人医師であるわれわれに非常に理解があります．何かあれば相談に乗ってもらっていますし，可能な限りサポートしてくれます．彼の手厚いサポートなしには今の私はありませんでした．そういう彼も，アメリカではたいへん苦労されたそうです．

　また，日本以外で生活するということは，日本という国が国民に保障している基本的な枠組みから外れることになります．たとえば，健康保険だったり失業保険だったり，育児手当などがまったく受けられなくなるわけです．オーストラリアでは永住権を持っていないと，公的保険に入れませんし，各種社会的サポートの対象になりません．しかし，お金を払って個人保険などに入れば，それに類したサービスは受けられます．ただし，非常に高額です．託児サービスを例にすると，1時間40豪ドル以上もするところがほとんどでです

　こうした，さまざまな不安を抱え不便な生活にも耐えながら，外国で働くことに意義があるかどうか私にはわかりません．外科専門医をとるためにこちらに残った私に対して，外国で研修する意味は薄いと考え日本に帰った友人がいたように，人それぞれなのだと思います．

将来のプラン

　現時点では将来のことを考えるほどの余裕はなく，いま目の前にあることを精一杯楽しくやっています．「自分から物事に対して積極に働きかけ

【留学先の情報】
Division of Surgery
John Hunter Hospital
Locked Bag No. 1
Hunter Region Mail Centre NSW 2310
AUSTRALIA
Tel: +61-02-4921-4259
（Ms. Anne Louise Abel, PA for A/Prof Zsolt Balogh, Trauma Administration Officer）
Fax: +61-02-4921-4274

れば，何かついてくるものがあるのではないか」と楽観的に考えています．私は，今まさに自分のやりたいことを始めたばかりで，それがうまくいくかどうかは，それなりの時間が経過しなければ判断できないように感じています．

謝辞　この場を借りて，このような機会を与えてくださった京都大学の小池先生，国立国際医療センター戸山病院の木村昭夫緊急部長，そして私たちのこの無謀な挑戦を助けてくださっている Dr. Zsolt, Ms. Anne Louise Abe，現在メルボルンにお住まいの私たち夫婦のよき先輩であり友人の佐藤典子先生ご夫妻に心より感謝の意を表したいと思います．

【参考文献】
1) Guerrero-López F, Vázquez-Mata G, Alcázar-Romero PP: Evaluation of the utility of computed tomography in the initial assessment of the critical care patient with chest trauma Crit Care Med. 2000 May;28（5）:1370-5.
2) Balogh Z, King KL, Mackay P: The epidemiology of pelvic ring fractures: a population-based study. J Trauma. 2007 Nov;63（5）:1066-73; discussion 1072-3.

chapter 10

ボストンでの2年半

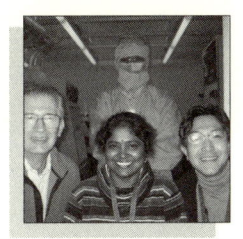

慶應義塾大学医学部
救急医学
関根和彦

August 2003-December 2005
Research fellow
Massachusetts General Hospital
Department of Surgery
Shriners Hospitals for Children-Boston

❖要旨❖

　2003年8月から米国ボストンのマサチューセッツ総合病院外科とボストン，シュライナーズ小児熱傷病院に研究留学した．留学生活は，異文化の戸惑いや経済的な苦労も多かった分，楽しいことも多かった．
　ラボでは，microfabrication先端技術を応用し，重度外傷・熱傷患者の免疫状態評価のための簡易キットの開発を行い，外傷・熱傷の病態解明グラント（glue grant）にも参加した．2年半で基礎的研究を終了し日本へ帰国となったが，今後もライフワークとして同様の研究を継続する予定．

小生の留学のチャンスは突然やってきました．まさに青天の霹靂です．準備期間は半年ほどでしたが，2003年8月から2005年12月までマサチューセッツ州ボストン市にあるマサチューセッツ総合病院（MGH；Massachusetts General Hospital）外科とボストン，シュライナーズ小児熱傷病院（Shriners Hospitals for Children-Boston）で研究留学しました．留学生活は山あり谷ありでしたが，今になってみるとすべていい経験だったと思います．わずかばかりですが，結果的に実績が残せたことも本当に幸運でした．

　留学とは，人生における壮大な実験（冒険？）かもしれません．先輩の1人は，「留学」は人生の「留年」だったかもしれないと言っています．どのような結果になるか，どのような意義があるかは，終わってみないと分かりません．もしかすると人生を終えるときになってみないと，その意義は分からないかもしれません．

　そこが留学の面白いところであり，賭けでもあります．留学を考えている方々にとって，これを読んで少しでも回避できる危険が見つかれば幸甚です．Good Luck!

節約生活の日々

お金，お金，お金

　留学中ほどお金のことで苦心したことはありませんでした．考えてみると留学するまでは，お金の工面でそれほど苦労した経験はありませんでしたし，おそらくそれまでが非常に恵まれていたんだと思います．それがなくなってはじめて分かるというものです．

　渡米後の収入がかなり減ることは渡米前から覚悟していたつもりでしたが，渡米直後は何とかなるさ程度にしか考えていませんでした．渡米後数カ月たったころ，初めてこれからの留学生活を考える余裕ができて，果たしてこれまでどれくらいのお金を使ってきたのか，今後いつまで資金が持

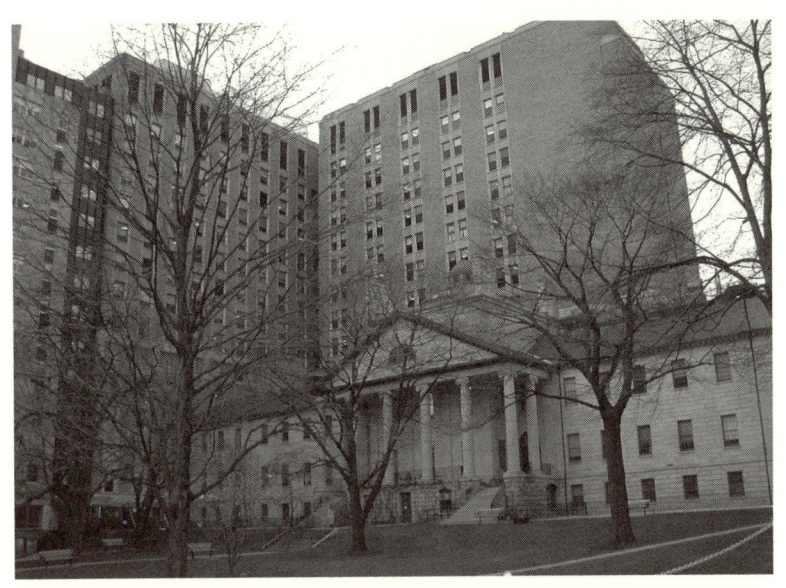

▲ MGH——奥の近代的ビルが MGH の病棟．手前の格調高い建築物が，世界で初めて麻酔をかけた場所といわれるエーテルドーム

つのかを分析しました．
　渡米後の収支から毎月の生活費を算出し，エクセルのシミュレーションによる結果を見て愕然としました．毎月の赤字はかなりの額で，収入はわずかしかありません．自己資金が尽きる日を計算すると，約1年後くらいではありませんか．それは小生にとっては非常に落胆する結果でした．できれば数年から5年くらいは米国で勝負したいと思っていたからです．それまでコーヒーはよくスターバックスで飲んでいましたが（3ドル），それ以後はそんな高級コーヒーはのどを通らなくなりました．
　それ以後，生活にかかるすべての費用を明らかにして，節約できるものは徹底的に節約することにしました．そのときはまだ単身での米国生活でしたが，数カ月後には身重の家内がボストンでの留学生活に加わることになっています．できれば家内や生まれてくる子供のために使うお金にはあまりケチケチしたくないと思っていましたので，自分が使うお金は徹底的

に削減して，家内や子供のために残そうと思いました．最終的には自分の昼食代も節約することにしましたが，どうしてもコーヒーだけは我慢することができなかったので，毎朝自分で2リットルくらいのコーヒーを作り，それを魔法瓶に入れてラボに持っていく毎日でした．

　食費に関しては，飯のマズイ米国での生活に少しでも彩りを与えるためには削りがたいものでした．そもそも米国での食品の物価はとても安いのですが，何しろアジア系食料品はその辺のスーパーでは売っていませんし，日系スーパーでの買い物はとても高価なものになります．いろんな人から情報を集めた結果，普段の食料品はボストンで最も安いスーパーマーケット（マーケットバスケット）で購入することにしました．

　その店は，品物はそれほど悪くなく，確かに安いのですが，白人の姿はなく，ほとんど有色人種しかいませんでした．また，そこは日本のバーゲンセールなみの食料争奪戦が繰り広げられる場でした．みんな生活がかかっていますので，週末はまさに戦場です．悲しいかな，自分は，そのような戦いを勝ち抜いていくほどの体力も気力も語学力もない，ひ弱な日本人であることを痛感させられました．

　仕方なく，あまり争いごとがない平日夕方や夜の時間帯を狙うことにしました．できるだけ週に一度のまとめ買いとし，冷凍庫を利用して，極力無駄を省くようにしました．このスーパーのおかげで我が家の経済状況は好転しました．

Moving sale の利用

　すべての生活必需品はすべて moving sale で入手することにしました．Moving sale とは，引越しをするときに出る中古の処分品を格安で入手することができる優れたシステムです．米国では貴重な生活物品は，インターネットを利用して個人レベルで売買されます．ほとんどはみな不用品として売りに出しますので，ほとんど二束三文で手に入れることができます．米国では中古品であっても，流通するかぎりは値段がつきます．それはいい品自体が少ないために，古くなっても必要とされるからです．日本製品

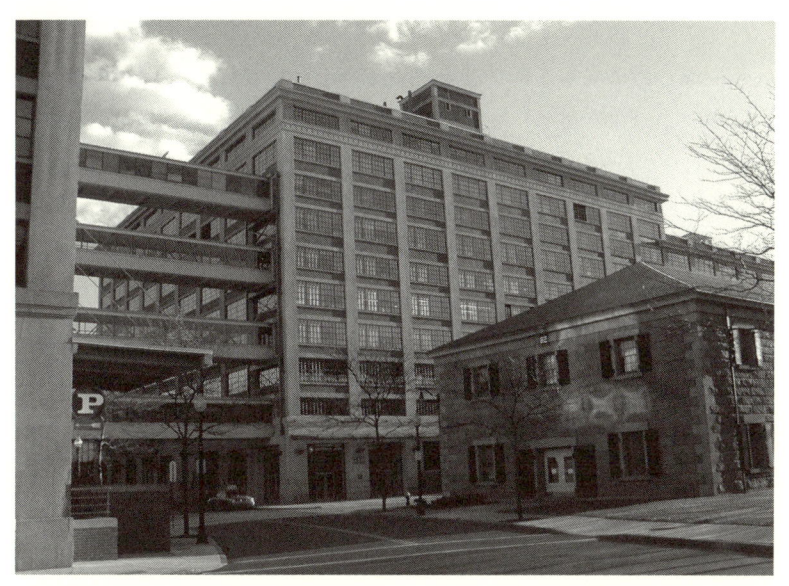

▲ MGH navy yard, Building 149 in Charlestown ──ボストン近郊の海軍跡地に作られた MGH の複合型研究施設．無数のラボが集まっている．MGH からシャトルバスで 20 − 30 分の場所

はやや高めですが，確かに長持ちしますので，made in Japan は偉大だと実感しました．

　車に関しても，3000 ドル相当で約 20 万キロ走ったオンボロ日本車を moving sale で入手しました．車は何とか手に入りましたが，駐車場は自宅用の駐車場しか借りるお金がありませんでした．諸事情によりラボには車で通勤していましたが，月々 75 ドルのラボの駐車場代を払うのが難しかったために，遠く離れた路地に路上駐車することにしました．

　米国の駐禁取り締まりは冷酷非情なので，parking violation を回避するためには最低 3 時間ごとに駐車場所を変えることが必要でした．毎日，1 日に何回も仕事を中断して車の場所を変えるのはとても面倒でした．特にマイナス 20 度の酷寒でも警察は容赦ないので，それに対抗するのは本当に骨が折れました．頻繁に parking violation を取られましたが，駐車場代を払うよりは安上がりでした．

小生には，お金はなくても時間はたくさんありましたので，常に時間と手間をかけてお金を節約することを身上としました．まさに Time is money，とはよく言ったものです．最終的に違反切符は束になるほどもらいましたが，米国生活を少しでも長くすることには貢献したと思います．

　涙ぐましい努力の成果で，日本で蓄えた醜い贅肉はすべてなくなり，身体は非常に健康的になりました．日々の生活費もかなり節約できて，シミュレーションによる資金枯渇日も少しずつ延びていきました．このころには，節約の成果が目に見えて分かるので，節約すること自体が楽しくなりました．周囲から見るとちょっと病的だったかもしれませんが，いずれにせよ節約することが必要で，節約によって長く留学生活ができたことは間違いありませんでした．

夢が実現するとき～米国での挑戦～

米国スタイル

　研究留学で，不思議なことに周囲にはほとんど医師（MD）がおらず，研究者のほとんどは PhD でした．我がラボには，ハーバード大学医学部（HMS；Harvard Medical School）とマサチューセッツ工科大学（MIT；Massachusetts Institute of Technology）との合同プログラムである health science of technology（HST）というクラスがあり，その学生が undergraduate として出入りしていました．おそらく彼らは世界で屈指の優秀な頭脳を持つ人たちだろうと思います．

　ところが，彼らに聞いてみたかぎり，"MD, PhD" になりたいなんて人はクラスに数人もいないとのことでした．MD でさらに研究を続けて "MD, PhD" になるなんてすごいね，などと逆に言われたりしました．これは日本では極当たり前のことですが，米国では珍しいことのようです．これも文化の違いでしょう．もっとも米国の PhD と日本の PhD に同じ価値があるとはまったく思いませんが……．しかし MGH には，医師としての仕事

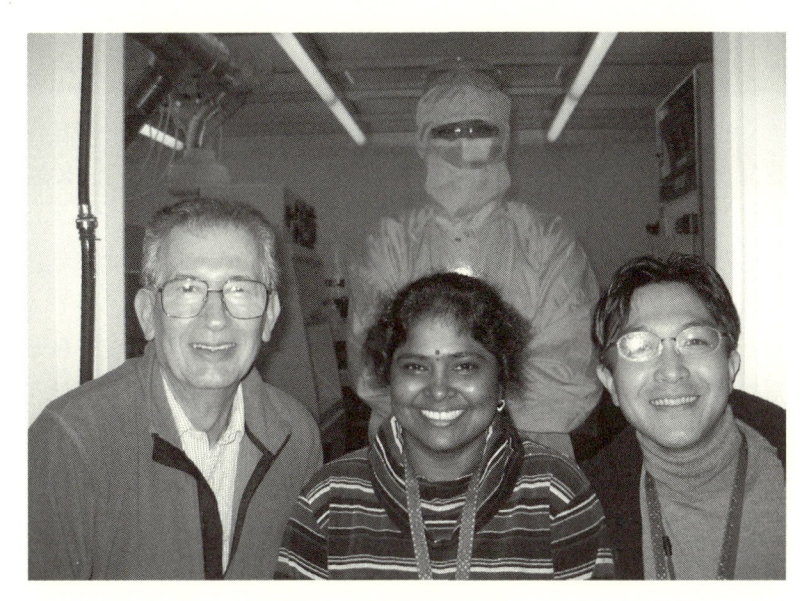

▲ The Center for Engineering in Medicine（BioMEMS Resource Center）──MGH navy yard，Building 114にあるmicrofabrication（光学技術を応用してナノ微小構造物を作成する技術）のラボ．奥の部屋が microfabrication を作成するためのクリーンルーム（無塵室）．左はラボの父親的存在であるクリーンルーム管理人．

をしながら，MITのラボで研究を続ける哲人がごくわずかとはいえ，いるそうです．きっと生まれながらにして優秀な人なんでしょう．

　米国では医師の仕事と研究は別々に，役割分担されるのが普通のようです．これも合理性を追求した米国のスタイルだと思います．しかし役割分担をして各人に仕事をさせて給料を払うには，やはり多くのお金が必要です．ですので，お金を生み出すことが上手でない組織は淘汰されていきます．

　仕事をするのは確かに大変でしたが，余計なわずらわしい仕事をしなくてよいので，自分の仕事に集中することができました．なぜ日本では，医者が医者の仕事とは思えないような雑務を山のようにこなしていかなければならないのか，今でもまったく分かりません．同様に，なぜ米国では，全員が必要な仕事に集中することができるのか，いったい雑務は誰が片付

けているのか，今でもまったくわかりません．

確かに給料は少ないですが，雑務に忙殺されることなく，仕事に集中できるという点は，米国スタイルの良い点です．また病院組織は，一般社会と違って，極端に能力が低い人が少ないので，仕事が捗りやすいように思いました．

このように米国では，与えられた仕事だけに集中でき，しかも成果が上がれば交渉で給料が上がりました．1人ひとりが多くのお金をもらっているわけではないものの，各個人がいろんな優れた能力を持っていて，最大限に能力を発揮し，結果的に集団として機能しているように思えました．これが米国の diversity なんだと思いました．

学会や会議などでは「ボストン」ってたくさんアピールした方がいいよ，なんてアドバイスをもらいました．ボストンというところは，米国人にとっても一種の憧れの場所のようです．

ライフワーク

ここで，小生が従事した米国での仕事の内容について簡単に触れます．小生は，日本で外傷・熱傷に続発する易感染性のメカニズムの解明を行っていました．救急医学の大きなテーマの1つです．

米国でもそれに関連した研究を続けたいと思い，思い切って主任教授に相談したところ，教授と親交のある MGH, SBH を紹介されました．しかし小生の所属したラボでは日本で行っていたような basic research を行う部門はありませんでした．小生のラボでは，2－3カ月の時間を取って研究内容を principal investigator（PI；いわゆるボスのこと）と話し合い，PIの了解が得られれば自分の裁量で研究内容を自由にデザインすることができました．

小生のラボは，microfabrication（光学的技術を応用して微小構造物を作成すること）を用いた bioengineering を得意としており，世界中から優秀な PhD が集まっていました．しかし彼らには臨床医学生物学の知識や経験がないため，研究の方向性に関して臨床現場でのニードに基づいた

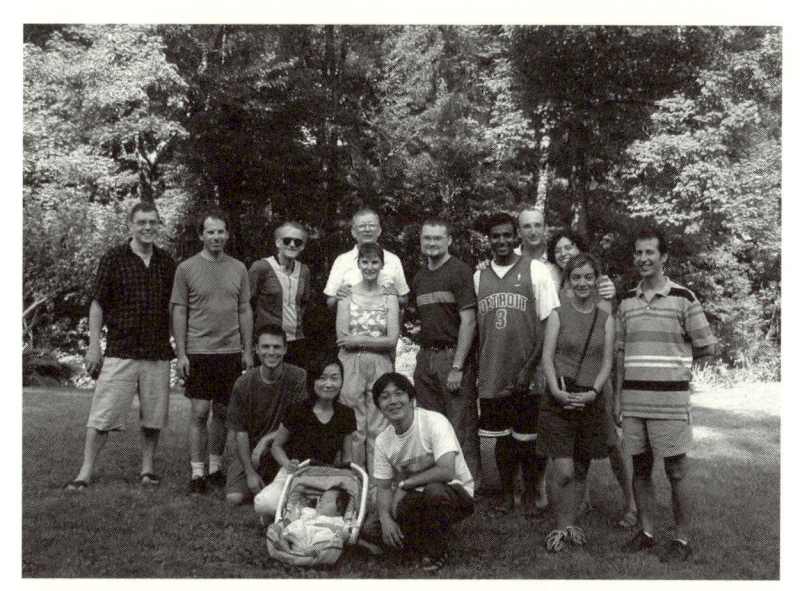

▲ラボメイツとのBBQ ——世界に誇るDr. Tonerラボの多国籍軍．出身地はさまざま（ルーマニア，フランス，アメリカ，ベネズエラ，インド，ロシア，トルコ，日本）．この中から今や3人の教授が輩出された

意見が求められていました．日本で続けていた研究から患者の免疫状態をベッドサイドで簡易測定できるような器具の必要性を感じていたので，ボストンでは重度外傷・熱傷患者の感染状態を評価するための簡易測定キットを開発することを目標にしました．

日本では夢のまた夢だと思っていましたが，PIはそれに共感してくれてそれをやってみることにしました．さらには米国で現在も進行中である外傷・熱傷の病態解明プロジェクト（通称 glue grant）[*]の一員として，研究を進めました．何とか2年半の研究期間で，microfabrication技術を臨床応用するための基礎的研究は終了させることができ，ちょうどその区切りで日本に帰国することとなりました．

今後もこの研究は小生のライフワークとして続けていく予定です．

＊ http://www.gluegrant.org/

再び，留学とは？

臨床リハビリ

　帰国直前は毎日のように悪夢にうなされました．臨床医に戻って，いろんなトラブルを経験する嫌な夢です．米国では研究生活のみでしたし，ラボにはMDがいなかったので，普段は臨床を思い出す機会がほとんどありませんでした．個人差はあると思いますが，小生にとって2年半のブランクはかなりのもので，今にして思えば帰国時の実力は卒後2－3年目程度になっていたように思います．

　帰国前の精神的プレッシャーはかなりのものでしたが，実際に帰国してみると，日本に戻った安堵で相殺されました．とはいえ，その後の臨床リハビリにはかなりの苦労がありました．久しぶりにメスを握ったときの緊張は今でも忘れられません．留学前の状態にまで戻ったと感じるまでには，1年間以上かかりました．今まで大きな問題を起こさなくて済んだのは，周囲の人々のサポートのおかげだと思います．

　帰国後，気がつくともう2年が過ぎました．ラボの同僚たちはそれぞれラボを出て，professorになっています．小生のラボの同僚は8－9人いましたが，その中ですでに5人がprofessorです．きっとボストンのラボを卒業するときは，professorになるときなんでしょう．ボストンのラボは，次のいいポジションに就くための前段階なのです．彼らの計画実行性には目を見張るものがあります．小生はいつも行き当たりばったりのため，小生だけはいまだに平社員のままです．

　小生にとってボストンの留学生活は何だったのでしょうか．臨床医として日本で闘っていた頃とは，正反対のものがそこにはありました．お金はありませんでしたが，家族も1人増えましたし，たっぷりの時間と人間的な生活を満喫しました．またいろんな国のいろんな職種の人々といろんな

【留学先の情報】

Ronald G. Tompkins, MD, ScD
Program Director, Chief of staff
Mehmet Toner, PhD
Principal Investigator

Massachusetts General Hospital, Dept of Surgery
55 Fruit Street, Boston, MA 02114

BioMEMS Resource Center, MGH-CNY
114 16th St #1411, Boston, MA 02129
Tel: +1-617-724-6543
Fax: +1-617-724-2999
URL ● http://www.biomemsrc.org/biomems/
URL ● http://cem.sbi.org/about-intro.htm

Shriners Hospitals for Children-Boston
51 Blossom St.
Boston, MA 02114
Tel: +1-617-722-3000
Fax: +1-617-523-1684
URL ● http://www.shrinershq.org/Hospitals/Boston/

話をして，自分がいかに専門馬鹿だったのか，いかに人間として足りなかったかに気がつくことができました．

　このような自分の中の変化を通じて，日本人である自分，日本という国を客観的に見つめなおすことができた良い機会でした．今のところ，米国で行った仕事は日本での今の仕事とは直結していませんが，物事の捉え方や進め方にきっと大きな影響を与えているのではないかと思います．

　小生のボストン生活を聞いて，夢のような留学生活を思い描いていた方々を少々失望させてしまったかもしれません．しかし準備を怠るとこん

な貧乏生活にならないともかぎりませんので，十分な準備をして臨んでください．まあ，行き当たりばったりで，短期間の貧乏生活も（人生経験としては）いいものですが……．

すべての留学生に幸あらんことを祈ります．

【（米国での研究に関連した）参考文献】
1) Revzin A, Sekine K, Sin A, et al: Development of a microfabricated cytometry platform for characterization and sorting of individual leukocytes. Lab Chip 2005; 5: 30-7.
2) Sekine K, Revzin A, Tompkins RG, et al: Panning of multiple subsets of leukocytes on antibody-decorated poly（ethylene）glycol-coated glass slides. J Immunol Methods 2006; 313: 96-109.
3) Cheng X, Irimia D, Dixon M, et al: A microfluidic device for practical label-free CD4（+）T cell counting of HIV-infected subjects. Lab Chip 2007; 7: 170-8.

II部

米国の医学教育と臨床研修留学の仕方
——'07年度 JANAMEF 留学セミナーより——

chapter 1
米国臨床留学希望者へのアドバイス
～教員の立場から～

ピッツバーグ大学内分泌内科
助教授
赤津晴子
JANAMEF Fellow 1996

　米国臨床留学と一口に言っても，その過程は長い．米国臨床留学という存在を1つのオプションと漠然と考え始めた段階から，留学を決意し，留学資格を揃えるまでがまず第一段階．次に米国研修病院にマッチし，研修許可を得るまでが第二段階．そしていよいよ渡米し，日々の研修を数年乗り越え，研修修了直後に待ち受けている米国認定医資格試験に合格し，晴れて米国認定医となるまでの過程が第三段階であろう．
　本日は米国臨床留学希望者へのアドバイスというテーマを頂戴しているが，このどの段階におられる方にも少しは役に立つような講演になれば，と願っている．

米国臨床留学の資格が揃うまで

1．米国臨床留学を漠然と考え始めた時に

①臨床留学の実態を把握するチャンスをたくさん設ける

　米国臨床留学という存在に気づき，漠然と興味を持ったならば，その実

態を具体的に把握するチャンスを積極的に求めることをお勧めする．ふた昔前と違い，米国臨床留学に関する書物，インターネット上のサイトも現在では数多い．米国臨床留学をすでに修了された先輩の生の声を，講演会やセミナーなどを通して聞くことは効果的である．

さらに，国内外を問わず，米国式の臨床研修に短期でも実際に参加する機会があれば，なおさらよい．日本国内のいくつかの研修病院は，米国から米国人の指導医を招き，米国式臨床研修をおこなっている．そのような病院を1日でも訪ね，米国臨床研修の環境に思い切って自分を置いてみると，米国臨床研修なるものが自分の肌にあうかどうかがより明確になる．人の話を聴くのと，自分で体験するのには大きな違いがある．

② 10年後，20年後，そして30年後の自分の夢を描いてみる

例えば，現在，25歳であると仮定すると，10年後，35歳の時，20年後の45歳の時，そして30年後の55歳の時，一体自分はどのような生き方をしていたいのか．もし，ロールモデルのような先輩がいれば，その人をイメージしながら，自分の姿と重ねてみるのもよい．その際には，プロフェッショナルライフだけではなく，理想のプライベートライフもイメージしてみてほしい．誰と暮らしているのか，子供は欲しいのか，何人子供が欲しいのか，週末はどのようにして過ごしていたいのか，自分の生きがい，人生の喜びは何にあるのか等，現在の自分の枠にこだわらず，のびのびと大きな夢を描いてみる．

そのようにして描かれた夢を達成するために，米国臨床留学という選択はプラスかマイナスか，不可欠なオプショナルかを検討してみるべきであろう．もし米国臨床留学が自分の夢をかなえるために不可欠であるとすれば，留学までの道のりがいかに長く苦しくとも，是非挑戦するに値する．一方，もし自分の夢実現のために留学が役に立たない，あるいは足かせとなるとすれば，それ以上留学を追求する必要はない．

2．米国臨床留学を決意した時に

①米国留学を決意した初心を忘れない

いったん米国留学を決意したならば，初心を忘れないために，留学を決意したトップ3の理由をまず書き出すことをお勧めする．この小さな紙切れは，後に実際に留学がはじまり，厳しいレジデント研修に忙殺され，「もう臨床留学などやめたい！」と思った際の大きな励みとなる．

②米国臨床留学の現実を正確に把握する

すでに留学情報を色々と入手していても，留学を決意したこの段階で，再び留学情報を積極的に求めることは有用である．留学を漠然と考えていた時には聞き落としていたような詳細も，この段階では吸収可能である．同じ先輩の話を聴いても，新たな発見をすることになるであろう．また，この段階では，臨床留学を過大評価しないために，特に留学のマイナス面を積極的に把握する必要がある．

③留学資格を揃えるためのプラン作り

留学を実現するための第一の難関は，留学の資格を揃えることである．自分の現在置かれた状況からスタートし，留学資格を揃えるためのスケジュールを立てる必要がある．

その際タイムラインをはっきりさせる．例えば2010年から留学を始めたいとしよう．そのためには，どういう資格をいつまでに取得しなければならないのか．また1回目の受験で試験に合格するともかぎらないので，もし最初のプラン通りにいかなかった場合，遅くてもこの時期までには資格をすべて取得する，というバックアップスケジュールも必要である．さらに万が一，一生懸命やっても留学資格が揃わなかったら，留学という道を変更し，留学ではないどのような道を選ぶのかも考えておく必要がある．すると，少しゆったりとした気持ちで，留学の準備ができるのではないか．

3．米国臨床留学資格が揃った時に

①米国留学を決意した初心を忘れない

　米国臨床留学資格が揃ったこの段階で，あらためて留学を決意したトップ3の理由を書き出しておくことを是非お勧めする．資格を揃えることは，それ自体エネルギーを要することではあるが，資格が揃ってから待ち受けるプロセスに比べれば簡単なものであろう．資格が揃ってから，本当の挑戦が始まるとも言える．その挑戦に挫けず，目標に向かって前進して行く際，初心に戻ることは大きな励みとなる．

②臨床留学を終えた先輩の経験談に触れる

　すでに機会があったとしても，引き続き，臨床留学を終えた先輩の経験談にできるだけ多く触れる機会をもつことをお勧めする．一口に臨床留学と言っても，色々な経験があり，1人，2人の先輩の経験が自らのこれからの経験と合致するともかぎらない．今から挑戦しようとしている，臨床留学の現実をありのままに把握するために，貪欲に情報入手を心がけてほしい．情報があればあるほど，準備もしやすい．

③英語のブラッシュアップ

　この時期は，日々，英語に触れる機会をつくり，英語のブラッシュアップに努める．例えば私が所属しているピッツバーグ大学でも，日本から来られた優秀な先生方が毎年数人，正式なレジデントとして研修しておられるが，過去，英語力不足で，レジデント研修の中盤で研修から外されてしまわれた方もある．特に日本人が一番苦手とする英語の聞き取り力をアップするために，許すかぎり，英語をバックグランドミュージックのつもりで，始終流しておくのも手かも知れない．

④研修希望先のリストづくり

　希望の研修希望先のリストづくりに当たってまず注意したいのは，プログラムが ACGME（Accreditation Council for Graduate Medical Education；卒後医学研修認定委員会）からの "accreditation" を受けているかどうかである．Accreditation とは「認可」という意味で，研修プログラムの教育内容，スタッフ，施設，評価システム等様々な角度からそのプログラムが認可に値する研修プログラムであるかどうか，という評価である．認可されている研修プログラムは，それなりにある水準以上のレベルが保証されている．また，研修後，認定医資格を取る際，認可されていない研修プログラムを修了しても，認定医資格試験の受験資格が与えられないので注意したい．

　当然ながら，accreditation から外されている研修プログラムは人気がなく，米国人はまず応募しない．しかし，病院側は病院を回していくためには医師が必要であり，外国人医師を喜んで受け入れてくれる．そのような研修プログラムに入っても，どれだけの教育効果があるのか，わざわざ日本から出向いていって研修を受ける価値があるかどうかは疑わしい．したがって，accreditation されていない研修プログラムに応募することはお勧めできない．

　Accreditation を受けている数多くの研修プログラムの中から自分の研修希望先リストの作成にあたっては，インターネットを通してそれぞれのプログラムの特色，長所等をまず検討してみる．その次の段階で私がお勧めするのは，通常，各研修プログラムのホームページに記載されている，program coordinator，言うならば研修プログラム「事務局長」あるいは「連絡先」のような立場の方に e-mail で連絡し，プログラムについてさらに聞きたいと思う質問を投げかけてみることである．質問項目のヒントを次にいくつかご紹介したい．

　まず，外国の医学部卒業生で，そのレジデンシープログラムに入っているレジデントは何人いるのかということを質問する．もし「ゼロだ」と言

われれば，米国人でポジションが埋まるほど人気のあるプログラムであることがわかる．これは good news でもあり，bad news でもある．

Good news としては，そのプログラムはあるレベル以上の，よいトレーニングプログラムと認められている，ということである．Bad news としては，今まで1人も外国人を採っていないところに外国人が採用されるチャンスは少ない，ということである．ただし，まったく可能性がないわけではもちろんない．これまでの他の外国医学部卒業応募者と比べて，格段に秀でた能力と素養がある，という評価を得られれば，ドアが開かれるかもしれない．

一方，もしこれまでに ECFMG を採っているプログラムであれば，現在のレジデントの中の何人，何％が ECFMG で，どの国の出身かを尋ねてみる．さらに，毎年何人くらいの応募があるのか，マッチングの競争率は何倍かを聞いてみる．競争率が高ければ，そのプログラムは魅力的な，よいプログラムである．一方，定員に満たないプログラムは，その対極に位置するプログラムであるかもしれない．

他には，その研修プログラム卒業生の board examination（専門医認定試験）の合格率を尋ねてみることをお勧めする．言うまでもないが，合格率が高ければ高いほど，すぐれたプログラムである．ただし，プログラム側は，表向きの合格率を百％近くにするために，まず内部卒業試験のようなふるいをかけ，そこで点数が低かったレジデントは，研修プログラムを卒業させるものの，board は受けさせない，といったやり方をしているところもある．したがって，卒業クラスのレジデント何名中何名が board を受けたのかも聞いてみるべきである．

卒業生の進路も質問に加えたい項目だ．ご存じのように，米国の場合，まずレジデンシープログラムでジェネラルな一般内科，一般外科，一般小児科等を研修し，その後，希望者は例えば循環器内科といった専門教育としてフェローシップ研修を受ける．フェローシップに入るためには，ちょうど医学部卒業後レジデント研修にマッチするために厳しい競争があるのと同様の厳しい競争がある．評判の高いレジデンシープログラムを修了し

た医師は，評判の高いフェローシップに進める可能性が高まる．したがって，レジデントの何人がフェローシップを希望し，何人がどのような分野のどこのフェローシップにマッチしたかを聞くと，そのレジデントプログラムの良し悪しの判断材料となる．

　ここで1つコメントをつけさせていただくとすれば，一口に「良い」「悪い」，あるいは「人気のある」「人気のない」研修プログラムといっても，その理由は必ずしも一律ではない，という事実である．人気のない理由としては，例えば症例の偏りという問題がある．内科病棟はほとんどAIDS患者ばかりといった研修病院であれば，将来AIDSの専門家を目指す者にとっては大変魅力的な研修先かもしれないが，一般内科の広い知識，経験を求めているレジデントにとっては，不十分な研修環境である．

　もう1つ考えられるのは，private attendingが患者のケアを「マイクロマネジメント」，事細かく指示を出しているという状況である．これは，言うならば地元で開業している主治医が，研修病院に自らの患者を入院患者として送るものの，あくまでもその患者のケアの細かいところまでを主治医自らが決定していく，というケア体系である．すると，その研修病院のレジデントは，private attendingの小間使いのような立場に立たされ，private attendingの指示通りに雑用に走らされるばかりともなりかねない．

　このような環境では，レジデントはいつまでたっても，患者のケアを自ら責任をもっておこなうチャンスも，患者のケアを一手に任されることもないまま研修を終えることとなる．これでは研修後，一人前の医師として独立していくことはできない．

⑤質の高い推薦状を書いてもらう

　米国でレジデンシープログラムに入れるかどうかの，大きな決め手になる1つの要素はrecommendation letter，推薦状である．推薦状を頼む際，最も有効なのは，米国の臨床医療で指導医の立場に立つattending physicianからrecommendation letterをもらうことである．

　その方法は2通りある．1つは，米国の指導医を招いている日本の研修

病院に出向き，見学ではなく，実際にその医師と仕事をするチャンスをつくり，その米国人指導医から推薦状を書いてもらうやり方．もう1つは，米国に短期臨床留学し，現地の指導医に推薦状を依頼するやり方である．ただし，その際に留意しなければならないことが2点ある．

1つは，本当に行きたい病院に短期留学し，自分をアピールして，うまくいった場合はマッチングに有利になるが，あまりうまくいかなかった場合には，マッチングが決まらなくなってしまうかもしれないということである．そのため，米国の学生は，2番目に行きたいところには，短期研修をするなどして自分を売り込むが，本当に行きたいところには，よほど自信があれば別であるが控えめにするという戦略をとる学生もある．もう1つは，米国では，attending physician も月単位でローテーションしているため，短期留学した際の attending physician がプログラムディレクターであることもあれば，チーフレジデントを修了して1年目の非常に若い医師であることもあり得るということである．

米国の学生は，内部情報を多少なりとも得ているので，どの attending physician が何月にどこに配属になっているかを知って，スケジュールを組むこともできるが，日本にいて，そこまでの情報を集めるのは困難である．同じ実力を発揮しても，それが推薦状という書類に集約された際，その推薦状を書いてくれる指導医の肩書き，力量，教育熱心か否かが，推薦状の良し悪しに影響することは否めない．

現実には日本人の指導医から recommendation letter をもらうことが多いであろうし，その場合，米国で実際に臨床の経験を有する日本人医師に書いてもらうのも一つの手である．というのは，そのような日本人医師は，米国ではどういった recommendation letter が求められているのかを知っているはずであり，推薦状で求められている要素を含んで書いてもらえる可能性が高まる．

というのも米国の recommendation letter は，"very nice person"，"very good student" といった，日本ではよく使われる通り一遍な，曖昧な推薦状では通用しないからである．そうではなく，例えば「これまで10年見

てきたピッツバーグ大学の学生の中で，この学生はこの項目においては，上位1％に入る学生である」といったように，具体的にその人物像を描写することが要求される．

⑥米国式臨床研修を体験するチャンスを持つ

もし米国式臨床研修を自ら体験するチャンスが，この段階までに一度もなかったとすれば，是非その機会を設けることをお勧めする．米国式トレーニングは，日本のやり方とは異なり，人によっては〈向き〉〈不向き〉がある．留学してしまってから，この日米の大きなギャップにぶつかり，「なぜ米国になど来てしまったのか」と悲観することのないように，臨床留学の良いところも，悪いところも，自分に向くところも，向かないところも色をつけず，この段階で直視してほしい．

日本の医学部の学生であれば，学校によっては，海外短期留学制度を設けているところもあるので，そのような機会を利用するのがよい．しかし，もしすでに日本で医師免許を取得している場合は，米国の研修プログラムに正式に採用されているのでなければ，外国人医師が短期臨床研修をするのはなかなか難しい．しかし，熱意ある直談判のレターを書くことで，チャンスが開かれる場合もあるので，試してみる価値はあるだろう．もしそれでも道が開かれないのならば，国内の日本の研修病院で，外国人指導医を招いている病院を訪問するのが最も現実的な道かもしれない．

留学先が決定したら

1．正式な研修プログラムが始まる前に

①一に英語，二に英語！

マッチングで研修先が見事決まったならば，まずは乾杯！である．乾杯が終わったら，英語に触れる機会をできるだけ増やすようにしたい．マッ

チングでよい研修先が決まるような能力の高い日本人医師でも，英語力不足からつまずくケースが実は少なくない．英語の文法はよくわかっていても，聞き取り，しかも場合によってはなまりの強い英語を話す患者さん，スタッフといった人々とのコミュニケーションを正確におこなえる力が要求される．しかも研修中には，電話での人とのやり取りが決して少なくないので，さらにやりにくい．

　英語のブラッシュアップをする方策はいくつもあるが，例えばこのような英語でのロールプレーを，日本人の仲間とおこなってみるのも一つの手である．まず，患者役と医師役を決め，英語で診察場面をシミュレートする．次に医師役は患者役から得た情報を別の仲間に英語でプレゼンテーションをする．プレゼンテーションを受けた人は，プレゼンテーションされた内容のサマリーをさらに別の友人に伝えるといった，言うならば"臨床英語伝言ゲーム"である．

　また，レジデント研修中には，おそらく週6－7回のレクチャーに参加することになるので，そのような場面を想定して練習をするのもいい．例えば，多くの研修プログラムにあるランチをつまみながらの noon conference を想定する．ここでは，attending physician が様々なトピックをレジデントに1時間でレクチャーしてくれる．そこでレクチャーを聞いて，どれだけ内容を理解し消化できるかを練習するため，英語のレクチャーのテープをテキストを読まずにまず聞き，そのサマリーを自分で英語で書き，自分の書いたサマリーとテキストを突き合わせて正誤率をチェックするという練習方法がある．1回目で聞き取れなかったならば，2回，3回と重ねて聞き取り，自分が納得できる聞き取りレベルになるまで1つの教材を使って練習を繰り返すのである．

②主訴から鑑別診断をつける

　研修前の他の準備としては，自分の分野の研修で診るであろう主な chief complaints のリストをまず作成し，それぞれの主訴に関する differential diagnosis を書き出すという練習も役に立つ．例えば，内科であれば，

典型的な主訴として chest pain（胸痛）がある．胸痛の鑑別診断を教科書に書いてあるように網羅的に単に暗記するのではなく，あくまでもベッドサイドを想定して，システマチックにアプローチする練習をしてみる．

すなわち，今すぐにでも心肺停止になりうる危険性が高い緊急の疾患は何か，そのような緊急性の高い疾患であるかどうかをどうやって効率的に見抜くのか．次に患者の年齢層，危険因子から見たらどうなるか．20代女性の胸痛と60歳男性の胸痛では鑑別診断は異なる．あるいは病態生理から考えた場合，同じ胸痛でも，循環器系由来，呼吸器系由来，消化器系由来と様々である．このように主訴から始まり，その鑑別診断を様々な角度からまとめてみるのはよいおさらいとなる．

③一日も早く現地入りする

状況が許せば，一日も早く現地入りし，アパート探しや車の免許などの諸手続きを研修が始まる前に済ませ，現地での生活を落ち着かせるのが大切である．というのも，日本であれば1時間で済むことが，往々にして米国では1週間ぐらいかかることも珍しくないからである．

研修が始まってから，電話会社とやり取りをし，家に電話を引いたり，インターネットのコネクションを入れてもらうのは，時間的にも，精神的にも避けたい．まずは，落ち着いて comfortable な海外生活のベースを築くことである．これは家族を同伴する場合は尚更である．家族がうまく米国生活になじめないまま，研修が始まってしまうと，これも時間的に，精神的に大きなマイナスである．

④研修の"preview"

もし早めに現地入りでき，生活も落ち着き，そのうえで研修が始まるまでにまだ時間があれば，研修先のカンファレンスを見学させてもらうことをお勧めする．例えば，先ほどの noon conference に実際に出てみて，どのくらい聞き取れるか試してみる．まだ聞き取りが十分でないとわかった場合は，研修が始まるまでの時間を使って，英語のさらなるブラッシュ

アップに努める．

⑤晴子流米国サバイバル術

　日本で生活をしていると，当たり前と思うことが，海外に行くと必ずしも当たり前ではない．ここでは2つの点だけご紹介したい．

　まず，米国は，お客様は神様では「ない」国だということを指摘したい．消費者側は，自分の権利は自分で守らなくてはならない．そのために，それが電話会社とのやり取りであっても，家具屋とのやり取りであっても，相手が誰であれ，対応者のフルネーム，内線番号，コンタクトをとった日時，約束した内容を必ず書き留めておくことをお勧めする．日本のように，「月曜日午前中にお届けします」といわれれば月曜日の午前中に物が届く社会とは違い，月曜日午前中であれば，月曜日の午後に届けば御の字，その週の金曜日までに届けばまずよかった，と思うくらいの構えがないと，落胆しかねない．

　したがって，交渉に際しては，約束通りにいかなかった場合，つまり，月曜日の正午までに届かなかったら，どうすればいいのか，といったことまで確認しておいたほうがよい．

　次に，米国の食生活である．昨今の米国の食生活は極端に量，カロリーともに多い．レストランで一人前を頼んでも，どう考えても日本では3－4人前の食事が出てくる．いい気になって，皆と同じようにそのような食生活にはまってしまうと，体重増加だけではなく，体調を壊しかねない．さらに車社会の米国では，意識して，運動時間を捻出しないと，本当に運動不足になる．患者さんの健康を守ると同時に，自らの健康管理には第一日目から注意を払うことをお勧めする．

2．正式な研修が始まったら

① Syllabus すべてに目を通す

　米国のローテーションは1カ月単位で変わり，月ごとに新しいローテー

ションが始まる．ローテーションの初めには，通常 syllabus と呼ばれる，言うならばその1カ月の研修内容サマリー，到達目標，文献を集めた教本が配布される．この配布された syllabus すべてに，ローテーションの1週目にきちんと目を通すことをお勧めする．なぜならば，syllabus は1カ月のローテーションのロードマップとなるからである．地図なしに闇雲に突っ走ってもどこに行き着くかわからない．

②1週目に1つ文献紹介をする

ローテーションの最初の1週目に，自分の受け持ったケースに関連する最新の文献を読み，チームディスカッションの際に，その文献サマリーをチームに報告することをお勧めする．その文献はできれば *New England Journal of Medicine* のような，メジャーでスタンダードな文献，しかも過去1カ月以内に発表されたものが好ましい．これは自らのみならず，チーム全員の教育効果を高めることになる．

③2週目には attending physician から feedback を

ローテーション2週目には，1週目と同様に自らの受け持ったケースに即した最新文献の報告をする．さらに，attending physician とアポイントを取り，feedback をもらえるよう自分から積極的に働きかけることが大切である．

米国式教育は一般的に feedback を大変重要視しているが，指導医も忙しく，必ずしも頻繁に feedback を与えてくれるともかぎらない．したがって，2週目の水曜日ぐらいに頃合いを見計らって教わる側から，「今週の金曜日，ちょうどローテーションの折り返し地点になるので，feedback をもらいたい．10分ぐらい時間を取ってくれないか」といった感じで attending physician に頼んでみる．すると，attending physician は喜んで時間を取ってくれるだろう．

そして，当日はやはり自分から，"Can you tell me how I can do better?" と feedback を求める．そうすれば，そのコメントを参考に後半の

2週間をよりベターに研修できるだけでなく，積極的に feedback を求めたことが positive な評価にもつながる．

④仲間作り

レジデント研修が始まったら，気の合う者同士仲良くなる機会を積極的につくることがとても大事である．また，病院のコミュニティの中でそれがナースであれ，ソーシャルワーカーであれ，ファーストネームで呼び合えるような友人，知人をつくることも大切である．国が変わってもあくまで同じ人間社会，人と人とのつながりは，何よりも重要なことは言うまでもない．

⑤息抜き

忙しい研修中は，少しでも時間があれば図書館に行って勉強という態度は立派であるが，息抜きの時間を積極的につくることを忘れてはならない．できれば，1週間の中で最低4時間以上，連続で息抜きのできる時間をつくることを強くお勧めする．長丁場となるレジデント研修では，スポーツ，趣味，ショッピング，グルメ，ドライブ，観光等，何でもいいので，リラックスできる時間を無理をしてでも持つことが，研修をエンジョイできるかどうかに直接的に影響する．

息抜きは自分ひとりでおこなうのもよいが，もし家族同伴の場合は家族と，家族同伴でない場合は新しい仲間と時間を過ごすといい．

米国の都市にもよるが，レジデント研修が始まる6, 7月は野外コンサートなどがよく開かれる．ピクニックバスケットを皆で持ち寄り，芝生に寝転がりながら，夕暮れの一時を友人と楽しんだ思い出が私にもたくさんある．秋であれば，ハロウイーンのパンプキンを皆でくり抜き，Jack-o'-lantern をつくるパーティをするのも楽しい．冬にかけて，野外で過ごしにくくなったならば potluck dinner がよい．Potluck というのは，1人1品ずつ持ち寄ってのパーティである．持ち寄りなので，自分がホストであっても気楽に主催できる．インターナショナルな仲間には，「自分の国の

お料理を持ってきて」と声をかけると，喜んで持ってきてくれるであろう．

　残念ながら，息抜きと先に述べた仲間づくりは，放っておいて自然とできるものではない．自ら積極的に求め，そのための時間を確保する必要がある．留学体験をあとで振り返ったとき印象に残っているのは，当直の晩に病棟で過ごした長い夜ではなく，文献を必死に読みこなした図書館での思い出でもない．こうして家族，仲間と米国で過ごした楽しい一時の思い出が一生の宝物となるであろう．

⑥良い習慣づくり

　レジデント研修時期は，（その後もずっと続く）臨床医としての基本的な習慣づくりの時期ともいえる．是非この時期によい習慣づくりを心がけたい．その際，よい仲間に恵まれると，お互いに影響し合いながらよい習慣を自然と身につけていく．例えば，常に手をきちんと洗うという習慣，常に患者さんの目を見て話をするという習慣，分からなかったらすぐに調べるという習慣，エクササイズをするという習慣，どんなに仕事が忙しくても家族や仲間と quality タイムを過ごすという習慣．研修時期に，よい仲間とよい習慣をつくることが自らのプロフェッショナル，そしてパーソナルライフの財産につながるといっても過言ではない．

＊　　　＊　　　＊

　最後に私が大切にしている「5つの'ゆ'」をお伝えしたい．いつでも「夢」を大きく持ち続けること．常に「勇気」を奮い立たせること．「ユーモア」を忘れずに．何よりも「友情」を大切に．そして，きれいな夕日を見て「あ，きれいだな」と思えるような「ゆとり」を忘れずに！

chapter 2

マッチングへの応募の仕方・書類（Personal Statement）・推薦状 etc の書き方

亀田総合病院リウマチ膠原病内科
医長
岸本暢将
JANAMEF Fellow 2002

　USMLE Step1，Step2CK，Step2CS にパスしても，自動的にレジデンシーを始められるわけではない．日本でも 2004 年から導入したマッチング制度は，アメリカでは古くから行われており，現在では 1 万 6000 人の US Graduates 及び約 1 万 5000 人の osteopathic，canadian graduates，international medical graduates（IMG）合わせて 3 万 1000 人以上が 2 万 4000 のレジデンシーポジションを争う．願書提出から面接，そしてマッチングまでの日程を確認し，それぞれのポイントについて解説する．書類の書き方についても解説する．

▎マッチングへの応募の仕方

マッチングまでの日程を把握することが第一歩

　日本では 2004 年から導入されたマッチング制度だが，アメリカでは古くから取り入れられている．**資料1**に，マッチングまでの日程の大まかなスケジュールを示す．

　ここに記載されているように，2008 年 7 月 1 日に臨床研修を開始した

い場合，前年すなわち 2007 年 5 月頃には準備を始めなければならない．

　最初は，AMA の web サイト内にある FREIDA（fellowship and residency electronic interactive database access）にアクセスし，希望に合致する臨床研修プログラムを探すことから始まる．FREIDA には ACGME（卒後医学研修認定委員会）から認可を得ているプログラムが掲載されている．例えば，サイト内において内科をクリックすると，400 ぐらいの臨床研修プログラムのリストが提示される．それぞれをクリックしていくと，そのプログラムは大学病院なのか，大学の関連病院なのか，あるいはそれ以外なのかといったことがわかる．

　また，各プログラムを実施している大学や病院の web サイトへのリンクもあり，プログラムの募集要項のページには IMG（international medical graduate）に対する足切りラインが示されていることもある．これは例えば，USMLE の Step 1，Step 2 の点数であったり，または，アメリカでのトレーニングの経験（例えば，6 カ月以上の英語圏での実習など）が求められたりすることもある．私の場合，沖縄の米国海軍病院での勤務期間が，アメリカでのトレーニング期間として認められた．

　また，application（願書）はどのような書類が必要か，推薦状は何通必要かといったことは，プログラムごとに異なる．各プログラムを実施している大学や病院の web サイトを閲覧することで，そういった情報を知ることができる．

　私の場合，レジデンシーを開始する前年の 5 月から 6 月の終わりまでのほぼ 2 カ月の間に，自分の CV（curriculum vitae）と共に，「私はあなたのプログラムに興味をもっていて是非情報をいただきたい」という手紙を 200 通ぐらい送った．その際，「絶対にレジデンシーをやりたい」という熱意を伝えるような，ごく簡単な一文をカバーレターとして添えた．当時内科の全プログラム数は 400 カ所ぐらいあったが，そこから大学または大学関連病院のプログラム 200 カ所に選別したのである．

　数週間後には 200 通のうち 50 カ所から何らかの返事がメールあるいは手紙で届いた．ただ，その中には「外国人は採らない」と返答してくるプ

ログラムもあった．IMGを採用することに前向きな印象を受けたプログラムは，40カ所ほどであったため，そのすべてにapplyした．
　そして，この時期に，ECFMGのwebサイトのOASISにアクセスし，ERAS（electrical residency application service）に登録する．ERASに登録すると，8ケタの番号（TOKEN）が与えられる．これはERASで自分のアカウントを開くカギのようなもので，その後ERASwebsite上でApplicationの入力や必要書類の送付などのプログラムにapplyするための準備を行うことができるようになる．

My ERASを作成
　7月1日になると，ERASのTOKENを利用して，自分のアカウントを開くことができる．その中にMy ERASという項目があって，その下位項目に，ACCOUNT，APPLICATION，DOCUMENTS，PROGRAMがあるが，7月1日以降，この内のACCOUNT，APPLICATION，DOCUMENTSまで入力することができるようになる．**資料2**に詳細を示す．
　ACCOUNTでは，自分がどこに住んでいるかといった情報などを含めProfile，Checklist，Message Center，Passwordといった項目に分かれている．
　次にAPPLICATIONはCV，いわゆる履歴書にあたる情報を入力する．
　1ページは名前，住所，兵役の有無等といったGeneral Informationである．
　2ページにはEducation，3ページにはMedical Educationを入力する．アメリカではundergraduateすなわち4年制大学を卒業後に，4年間のメディカルスクールに進学するので，undergraduateから記載するようになっているが，日本では，医学部は6年制であり，undergraduateとメディカルスクールは同一大学である．そのため，2ページと3ページは，同一となり，私の場合Educationは北里大学，Medical Educationも北里大学，MDと入力した．
　4ページは，Current/Prior Trainingである．いままで自分が行った初

資料1　マッチングまでの日程　2008年度 Applicants

5月：FREIDA で研修病院と Program Director を確認
(FREIDA web site: http://www.ama-assn.org/ama/pub/category/2997.html)
　　　　コンピューターの購入、Email address 取得（AOL、yahoo など）
5月—6月：CV および Personal Statement（ＰＳ）作成
　　　　プログラムに資料請求、および Thanks letter
6月後半：ERAS　（Electric Residency Application Service）TOKEN の取得

<u>7月1日</u>：ERAS（Electric Residency Application Service）
　　　　MyERAS Web site が開ける　Web 上で願書作成開始
<u>8月15日</u>：NRMP（National Resident Matching Program）の登録開始
　　　　（Deadline11月30日）
<u>9月1日</u>：プログラムへの応募が ERAS Web 上で開始
　　　　Residency プログラム側も Applicants の情報をダウンロード開始
　　　　（面接選考開始）
9月—12月：インタビューInvitation が Email or TEL or 手紙でくる。
　　　　（必ず Thanks letter を書く）
　　　　プログラム秘書とインタビューのスケジュールを決める(TEL or Email)
10月—2月：インタビューにいく・終了後 Thanks letter を忘れずに
<u>1月15日</u>：Rank Order List〔自分の行きたいプログラム順位〕登録開始
　　　　NRMP Web 上で登録
<u>2月27日</u>：Rank Order List 登録締め切り
　　　　エクストラマッチの方は、必ず Withdraw する
<u>3月17日</u>：自分がマッチしたか否かがわかる
<u>3月20日</u>：Match Day!!!米国東部時間午後1時にどのプログラムにマッチした
　　　　かがわかる

マッチしなかった場合：
　　　　3月18日米国東部時間午後11時30分にポジションの残っている
　　　　プログラムが Web 上に掲載され、午後12時より、Applicants は敗
　　　　者復活のスクランブル開始

7月1日：臨床研修開始

資料2　My ERAS の項目

#ACCOUNT
・Profile
・Checklist
・Message Center
・Password

#APPLICATION
Page 1 General information: 名前、住所等、兵役の有無
Page 2 Education (only higher education): Undergraduate 以降
Page 3 Medical Education: MD, PhD など医学部
Page 4 Current/Prior Training: Residency, Fellowship 等
Page 5 Experience: Work, Volunteer, Research experience/position
Page 6 Publications
Page 7 Examinations : USMLE, ECFMG 等
Page 8 Medical Licensure
Page 9 State Medical License
Page 10 Race (Optional): Asian or No Answer
Page 11 Ethnicity (Optional): Not Spanish or No Answer
Page 12 Miscellaneous information: limiting aspects, 中途退職理由、賞、Language fluency, hobbies, interests, memberships

#DOCUMENTS
USMLE Transcript: 試験すべて Pass していない場合自動更新にする
COMLEX Transcript（Osteopathic students only）
Personal Statement
Letters of Recommendation (LORs)

#PROGRAM
・Search Allopathic Programs
・Search Osteopathic Program (Osteopathic applicants only)
・Programs Selected
・Programs Applied To（この時点では Apply したことにならない）
・Preview Invoice（お金を払って初めて以下に進む）
・Apply to Programs
・Invoice History
・Assignments Report

資料3　PS 例

Personal Statement

Mitsumasa Kishimoto

　I am grateful for the opportunity to apply for your Internal Medicine Residency Program. To accomplish my goals in medicine, I feel it is important to have experience and training in the U.S. After completing U.S. residency in General Internal Medicine and a fellowship in Geriatric Medicine, I plan to return to Japan, set up practice in Geriatrics, and provide academic instruction to aspiring medical students and residents.

　The percentage of citizens over 65 in Japan is increasing. By 2025, it is estimated that the elderly will comprise 30% of the total population. Given the lack of Geriatric Training in Japan, we are ill equipped to deal with this future crisis. Therefore, I desire to be a Geriatrician to fill this gap. By bringing back the knowledge that I will acquire, I will be in a position to pioneer national geriatric initiatives, help establish Geriatric fellowship training, and ultimately, improve Japan's national medical care of its burgeoning elderly population.

　In preparation for residency training in the U.S., I have completed both the USMLE STEP1/STEP2 and the Japanese National Board in my last year of medical school. The scores I obtained on the USMLE STEP1/STEP2 are above the U.S. national average, 214 (86percentile) and 209 (84percentile) respectively. After medical school, I completed an Internal Medicine Residency at Okinawa Chubu Hospital, an affiliate hospital of the University of Hawaii. The residency included thirteen months of Internal Medicine, two months of General Surgery, Pediatrics and Obstetrics/Gynecology, and one month of Emergency Medicine, Orthopedics and Anesthesiology. Upon completion of the residency, I was elected, out of 70 residents, as Outstanding Resident of The Year. Having completed the two-year residency, I am presently working at the U.S. Naval Hospital Okinawa, Japan as an intern. These training experiences have prepared me for a position in a U.S. hospital.

　My interests beyond medicine include my wife who has a very delightful personality and a supportive mind. We have been married for 3 years. As a physician in training, I do not have much time to enjoy sports. However, during medical school I was very active in the wind surfing and baseball clubs. In the wind surfing club, I served as manager and as captain. I am looking forward to resuming these sports after I complete my medical training.

　As a resident in your program, I would do my very best in treating patients. I am confident in my abilities and fully prepared to assume the challenges of residency.

資料4　Letter of recommendation（推薦状）の例

September 14, 2000

Dear Program Director:

Dr.Mitsumasa Kishimoto has asked me to write this letter of recommendation in support of his residency application and I am delighted to do so. He has waived his right to see this letter of recommendation. I was a visiting Professor of Pediatrics at Okinawa Chubu Hospital, okinawa, japan from January to March of 1999. It was during this three month period that I had almost daily contact with Dr.Kishimoto. He attended my lectures, case presentations, and discussed patient management and care during rounds. In addition, he attended biweekly English classes that my wife taught at our Okinawa apartment.

Dr.Kishimoto was the first intern to introduce himself upon my arrival in Okinawa. He was eager to learn of my lecture schedule and to begin discussing his pediatric patients with me. He was always an active participant in my lecture, asking meaningful questions while many of the interns and residents would remain quiet. He was skilled in presenting patients and relating information to me.

The interns and residents would spend long hours in the hospital with a rigorous call schedule.During this time Dr.Kishimoto was truly a team member who related well to the nursing staff, fellow interns, residents, and the attending staff. His work ethic was beyond reproach and his enthusiasm never waned, despite loss of sleep. He was selected as the Outstanding Resident of the Year upon completion of his residency. His compassion toward his patients was obvious and he was able to communicate in a sincere, warm manner with the family members.

Dr.Kishimoto has an excellent medical knowledge basis, and I was always impressed with the rate at which he acquired new knowledge and researched topics. He would take his knowledge while utilizing his physical diagnosis skills to form a very complete differential diagnosis and treatment plan. He was also skilled in performing pediatric procedures such as lumbar puncture, arterial lines, starting IV's, in addition to intubation and resuscitation.

Dr.Mitsumasa Kishimoto has consistently and diligently pursued a training course in medicine that could take him to the United States for the best possible training. His knowledge, judgement, enthusiasm, work ethic, and social skills make him an outstanding candidate for your residency program. I give my highest recommendation for Dr.Kishimoto.

Sincerely,

期研修や後期研修，専門教育といったものを記入する．

5ページはExperience，6ページはPublications，7ページはUSMLEやECFMGのスコアーを記入する．

8ページのMedical Licensureは，日本の医師免許として，日本の医師免許証の番号（医籍登録番号）を入力する．

9ページのState Medical Licenseというのは，アメリカでは州ごとにライセンスを発行するためにあるので，空欄でよい．

10ページ，11ページはオプショナルである．10ページのRace（人種）は，"No Answer"にしてもよいし，"Asian"にしてもよい．11ページのEthnicityには，"Not Spanish"あるいは"No Answer"のどちらでもよい．

12ページのMiscellaneous Informationは，何か表彰されたことがあればここに入力する．また，3カ月以上職歴に穴が空いたことがある場合は，その理由を述べなければならないので，常勤で勤務せずUSLMEの勉強をしている場合でも職歴に穴を空けないためにも，どこかの病院や大学施設に所属しておくことを勧める．

DOCUMENTSについて：推薦状は非常に重要である

DOCUMENTSには，USMLE Transcript，Complex Transcript，Personal Statement，Letters of Recommendationという下位項目がある．

USMLEのTranscriptとは，USMLEの成績表である．これは，ECFMGが直接，成績表をERASに送ってくれるというボタンをwebサイト上でクリックするだけでよい．

Osteopathic Transcriptについては，特に入力の必要はない．

Personal Statement（PS）については，資料3に実用例を示す．大切なのは，熱意を伝えることである．アメリカでしか学ぶことができないことを学び，留学後は自国でその分野のパイオニアになると，熱意をもって伝えるような文章を書く．長さは1ページ，あるいは長くても1ページ半までには収める．

Letters of Recommendationは，指導医からの推薦状のことである．

ERASのwebサイトに登録していくと，Resource to Downloadの画面が出てくる．そのRequest Letter，Cover Letterを，指導医に送ればよい．Request Letterには「この住所にレターを送ってください」と記載してあるので，指導医は自分の書いた推薦状を直接その住所に送ればよい．

　Applicationの中でもこの推薦状は非常に重要である．レジデンシープログラムのディレクターは，知己の医師からのrecommendationを高く評価するため，アメリカの医学部の最終学年である4年生は，自分がレジデンシーを行いたいプログラムで短期研修を行い，自分をアピールして指導医に推薦状をお願いすることも多い．特に有名大学病院の人気のあるプログラムでは，全米から学生がやってくるため，短期研修の機会がほとんどない我々IMGにとっては狭き門となる．

　私の場合は，勤務していた沖縄県立中部病院に，アメリカから頻繁に指導医が短期で1週間，長期で3カ月訪れていたため，短期間であっても自分をアピールして推薦状をいただけるよう努力した．例えば，毎日，レクチャーには参加し質問をして，指導医の空き時間には控え室にいって自分の患者のプレゼンテーションを行ったり，最終日には指導医を囲んで懇親会が必ず行われていたのでお酒も適度に入り個人的にも仲良くなり，最後に「よいレターを書いてください」とお願いをして，概ね快諾していただいていた．実際に使用した推薦状の例を**資料4**に示す．

　他に推薦状をいただく方法としては，大学の先生や留学経験のある先生のコネクションを頼って，アメリカに短期留学することである．短期間だったとしても必死に自分をアピールし，現地の指導医に推薦状を書いてもらう．その場合，短期留学開始後，担当の指導医に「私はレジデンシーに入りたいから，推薦状を書いてください」と伝えるとよい．また，たとえ短期留学後直ちにレジデンシーに応募するわけではない場合でも，印象がしっかり残っている数カ月以内に一度推薦状を書いてもらっておくほうがいい．そうすれば3年後にお願いしても，一度書いてもらった推薦状を参考に同じような文章を書いてくれるはずである．

　留学の機会や外国人指導医と接する機会がない場合には，一緒に働いて，

自分を評価してくれている医師に書いてもらうのもよい．アメリカ人指導医に書いてもらうのが理想だが，日本人であっても，できればアメリカの専門医を有している医師がいい．その他，なるべく自分が留学したい科の医師がよいが，すばらしい推薦状を書いてもらえるのなら他の科でもかまわない．

　アメリカでは，生物や化学は，medical school に入学する前の undergraduate school で履修するものなので，日本人の基礎系の先生に推薦状を書いてもらうことはあまり好ましくない．

プログラムによる選考開始：My ERAS のダウンロード開始

　Application のプロセスの中で 7 月 1 日から始まる My ERAS の作成に引き続いて重要なスケジュールは 9 月 1 日である．9 月 1 日から，プログラム側が web 上で候補者の APPLICATION をダウンロードできるようになり選考が始まる．良い候補者への面接招致は速い者勝ち的なところもあり My ERAS の入力は，9 月 1 日までに済ませてしまうことをお勧めする．そのためには，9 月 1 日以前に USMLE の 1 と 2 がとれるように，逆算して予定を組まなければならない．具体的な注意点としては，9 月 1 日以降に，APPLY という所をクリックすると，初めて INVOICE（お金を振り込むところ）が出てくるが，この操作が完了した時点で，Apply が完了するということを覚えておくとよい．

面接への invitation と面接日程の調節

　9 月〜11 月にかけて順次，プログラムの秘書からメールあるいは電話にて面接への invitation が来る．中にはメールで「残念ながら面接には呼べません」と断ってくるプログラムもある．

　Invitation に引き続き，プログラム秘書と面接日程の調節を行う．面接日を設定する際の注意点は，面接の行われる 11 月〜1 月は，雪で飛行機の delay があることも留意し，いくつかのプログラムの面接のスケジュールを連日設定せず，1 日おきなどある程度余裕をもった日程を組むように

するということである.

　私の場合は，海軍病院の1カ月間のエレクティブを利用し，ハワイ大学で1カ月のエクスターンシップ（短期研修）を行った際に，その前後1週間に有給休暇を取り，10カ所のプログラムのインタビュー・スケジュールを設定した．

面接は万全の用意をもって望むこと

　面接は，1対1で，3人ぐらいの面接があり，1人につき所要時間は20～30分である．想定質問に対する回答をすべて暗記して面接に臨むべきで，そうすれば英語を話すことが不得手であっても，質問の意味さえ理解できれば，面接はクリアできる．私の著書である『アメリカ臨床留学大作戦〈改定新版〉―USMLE, 英語面接を乗り越えた在米研修医による合格体験記と留学に役立つ情報』（羊土社）に，私が面接の前に暗記した回答をすべて著してあるので，参考にしていただきたい．

面接を終え Rank Order List を登録する

　Rank Order List の入力開始は1月15日である．自分の行きたいプログラムを National Residency Matching Program（NRMP）の website（www.nrmp.org）より入力する．ここでの注意は，前年8月15日～11月30日までに ERAS とは別に NRMP の web 上で初期登録が必要で，登録しておかないと1月15日から Rank Order List を入力することができなくなってしまうので忘れないようにしたい．自分が行きたいプログラムの Rank Order List の入力デッドラインが2月27日である．

マッチング結果の発表とスクランブル

　2008年度は，アメリカ東部時間3月17日正午には，自分がマッチしたか否かが判明する．そして，3月20日アメリカ東部時間午後1時（match day）には，どのプログラムにマッチしたかがわかり研修をはじめるプログラムが決定する．

もし，3月17日の時点で自分がマッチしていないことが分かったら，翌日，3月18日午前11時半に，ポジションが空いているプログラムがweb上に掲載される．同日午後12時からスクランブルといって，空いているプログラムにapplyすることができるようになる（直接プログラムに電話をかけたり，メールやFAXを送ったりさまざまな手段でアプローチする）．ここでの注意は，例えばプログラム側から「明日，インタビューに来られますか？」と面接の誘いが来ることもあり，早いもの勝ちでプログラムの空きスポットが埋められていってしまうことも考えられる．そのため，スクランブル開始後2週間くらいは，アメリカの交通アクセスのいい場所に滞在して（例：シカゴなどハブ空港に滞在など），いつでも，全米どこのプログラムに面接に呼ばれてもすぐに対応できるようにしておくことも考慮したい．

CVを作成する際に守るべきポイント

CVをより強力にする努力をすること

アメリカの医学部生は，医学部に入学する前NIHで働いていたり，大学のリサーチラボで働いていたりといった，短期の研究経験を有する学生がほとんどである．したがって，アメリカ留学を目指すのであれば，医学生の頃から，自分の大学の興味のある分野の研究室に夏休みの期間など短期でもいいので，研究の手伝いをしたり，病棟で学会の症例報告を手伝うなどアカデミックな活動もできるだけ行うようにする．CVに"Research Assistant""Case Reports"などの項目を作成することもできる．その他，CVを作成する際に守るべきポイントがいくつかあるので，**資料5**に詳細を示す．

見た目の美しさも熱意の表れ

まず，サイドのラインが左右にガタガタにならないように，ラインを

合わせるべきである．CV はできれば 2 ページ以内が望ましい．もちろん PUBLICATION が多数あれば，枚数は増えるが，多くても 3，4 ページまでにしてほしい．また，アメリカで通常使用する用紙のサイズはレターサイズで，日本の A4 判より，少し細くて長いため，私はレターサイズの印刷用紙がある印刷所を探して印刷した．文字は相手が読みやすいものがよく文字サイズは 10.5 〜 12，書体は Times New Roman にした．

　余白も十分にとる方がよい．誤字脱字，文字の擦れは，言語道断である．カンマの後は 1 半角空け，ピリオドの後は 2 半角空ける．基本的に CV の一番右側は，文章が終わった場合は，箇条書きなので，ピリオドは不要である．しかし，文章の途中で，ピリオドが必要な場合，その後ろを 2 半角空けなければならない．紙は白紙のシンプルなものがよく，絵柄が入っているのは好ましくない．

　出来上がったところで必ずネイティブ・スピーカーにチェックしてもらうことを忘れないようにしたい．

CV の書き方

　CV には，一番上に Heading（自分の身元である氏名，住所）があり，そして，EDUCATION，POSTGRADUATE TRAINING，HONORS/AWARDS，RESEARCH，TEACHING EXPERIENCE，EXAMINATIONS AND LICENSURE，PUBLICATIONS AND PRESENTATIONS，PROFESSIONAL MEMBERSHIPS といった内容を順に記載していく．

　まず，Heading だが，冒頭に Resume あるいは CV と書かなくてもよい．資料 5 では，名前が目立つように，太字にしてある．また，アメリカと日本では時差があるため，電話でコンタクトがくることを考え，連絡先の電話番号は必ず留守電機能が付いたものにする．同様に e-mail アドレスも必ず記載する．

　次に EDUCATION である．Undergraduate school から記載すればよい．高校名は不要である．Degree も記載する．

　インターン，レジデント，フェローの経歴も，学歴に含めて記載す

資料5　CV例

冒頭にCV/Resumeなどと書かなくてよい→
　　　　　　　　　　　　　　　MITSUMASA KISHIMOTO, M.D. ←Headingでは名前は太字で
　　　　　　　　　　　　　　　3-190-6 Minamicho Kamogawa
　　　　　　　　　　　　　　　Chiba, Japan, 296-0000
　　　　　　　　　　　　　　　Phone: 81-46-767-0000←留守番電話機能付き！
　　　　　　　　　　　　　　　Fax: 81-46-767-0000
　　　　　　　　　　　　　　　Email: kishimoto@aol.com
←フォントはTimes New Roman, Size 基本は12-pitch　左揃え・中心揃えなどラインは合わせる
できれば1－2ページ、長くても3－4ページまで

EDUCATION 1992 – 1998	←Undergraduate schoolから書きはじめる　高校はいらない **Kitasato University School of Medicine** Kanagawa, Japan. # th in class of 124 M.D. ('98)　←もし卒業成績上位だったらそれも書く Degreeも
POSTGRADUATE **TRAINING**	←最新の経歴から順に　WORK HISTORYでも可 ←以下箇条書き記載例
July 2001 – Present	**University of Hawaii Internal Medicine Residency Program** Honolulu, Hawaii (See Honors below)
April 2000 – April 2001	**Rotating Intern, Japanese National Physician Graduate Medical** **Education Program,** **U.S. Naval Hospital** Okinawa, Japan (See Honors below)
April 1999	**Extern, Emergency Medicine,** **Catholic Medical Center** Jamaica, New York
May 1998 – April 2000	**Postgraduate Medical Education Program,** **Okinawa Chubu Hospital** Okinawa, Japan. Residency included 15 months in Medicine, 2 months each in Surgery, Pediatrics, Emergency Room, and Obstetric-Gynecology (See Honors below) ←職務内容、賞があれば詳細を記載可能
HONORS/AWARDS	←研究、大学で賞をもらったものなど特に職種と関係するもの
July 2001 – June 2002	**James A. Orbison, MD, Intern of the Year Award,** **University of Hawaii Internal Medicine Residency Program**
April 2000 – April 2001	**Outstanding Japanese Intern of the Year,** **Japanese National Physician Graduate Medical Education** **Program, U.S. Naval Hospital**
May 1999 – April 2000	**Outstanding Resident of the Year,** **Postgraduate Medical Education Program,** **Okinawa Chubu Hospital**

(5-1)

MITSUMASA KISHIMOTO, MD ←各ページにヘッダを付けると Professional に見える
Page Two

RESEARCH ←Grand Rounds、日本での学会発表などもこちらに入れてしまう

June 2002 – Present
"Medical Resident Attitudes Toward Caring for Elders." Advisor: Shellie Williams, MD, Michael Nogoshi, MD, University of Hawaii John A. Burns School of Medicine. Grant from the Donald W. Reynolds Foundation

July 2001 – March 2002
"A Patient with Wegener`s Granulomatosis and Intraventricular Hemorrhage: Case Report and Review." Advisor: Ken C Arakawa, MD, University of Hawaii John A. Burns School of Medicine (See Presentations below)

February 2001
"A Review of Cardiopulmonary Complications of Neurologic Disease." Advisor: Robert Burke, MD, U.S. Naval Hospital, Okinawa, Japan (See Presentations, below)

1999
"Limbic Encephalitis: Case Report and Review." Advisor: Yasuharu Tokuda, MD, Okinawa Chubu Hospital, Okinawa, Japan (See Presentations, below)

TEACHING EXPERIENCE
"Medications and the Elderly." Courses presented at Okinawa Chubu Hospital and Tokai University School of Medicine, 2001

"U.S. Residency: Admission Procedures for Foreign Nationals." Courses presented at the Noguchi Medical Research Institute and Kitasato University School of Medicine, 2001

←教育活動であり Presentation の欄でも可。演題名、場所、主催団体、日付を記載
←APPOINTMENTS の欄を設け教育機関での職位 (例：Assistant Clinical Professor, Tokyo School 1995 - 1996) を書くこともある

EXAMINATIONS AND LICENSURE
Internal Medicine In-Training Examination, PGY Level 1, 95th percentile, October 2001

ECFMG Certification #300000 issued February 2001

Medical licensing exams passed: CSA examination, USMLE Step 1 and 2

Japan Medical License #1200000 issued May 1998

←試験のスコアーがよければ必ず記載する　免許 (Licenses) や資格 (Certifications) は記載する。免許証番号、取得年月日や有効期限があれば記載

(5-2)

MITSUMASA KISHIMOTO, MD
Page Three

PUBLICATIONS AND PRESENTATIONS	"A Patient with Wegener's Granulomatosis and Intraventricular Hemorrhage: Case Report and Review." Advisor: Ken C Arakawa, MD, University of Hawaii John A. Burns School of Medicine Presented as poster at the ACP-ASIM Hawaii Chapter Annual Meeting, 2002 Accepted in Journal of Clinical Rheumatology

←Acceptされていなくても"Submitted" "Manuscript in Preparation"などと記載するPublicationが多ければ最近の代表的なものを記載して "A list of publications is available on request"とする場合もあるがポジションに関係する場合は記載したい

"The strategy for getting into a US residency" Mitsumasa Kishimoto, MD. Chapter in "Doctors who crossed over the Pacific": Ashimine K (ed), Igakushoin, publisher

"A Review of Cardiopulmonary Complications of Neurologic Disease." Presented at U.S. Naval Hospital Okinawa Grand Rounds, 2001

"Tuberculous Meningitis: Case Report." Presented at Okinawa Infectious Disease Meeting, 2000

"Tuberculous Lymphadenitis: Case Report." Presented at Japanese Society of Internal Medicine Kyusyu Chapter Annual Meeting, 2000

"Limbic Encephalitis: Case Report and Review." Presented at Okinawa Chubu Hospital Grand Rounds, 1999

←演題名、場所、主催団体、日付を記載

PROFESSIONAL MEMBERSHIPS	American College of Physicians (2001 – Present) American Medical Association (2001 – Present) Japanese Society of Internal Medicine (1998 – Present) Japan-North America Medical Exchange Foundation (2002 – Present) Noguchi Medical Research Institute (1998 – Present) The Japan-America Society in Hawaii (2002 – Present)

←医学に関係する団体の所属はすべて書く

その他、熱心に取り組んでいる活動とその業績を PERSONAL INTERESTS や VOLUNTEER などの項目を付け加えても良い。ただ、政治、宗教には触れないこと。また、漠然とした記載は意味がない（例．趣味：スポーツ）

(5-3)

る．ただし，卒業後3年，4年の研修医であれば，EDUCATION ではなく，POSTGRADUATE TRAINING という職歴の項目に入れてもよい．また，クラスでの成績は何番目だったか，表彰歴もあれば書く方がよい．交換留学，短期留学の経験もここに含める．

　POSTGRADUATE TRAINING では，どのような仕事をしたかということを記載する．**資料5**は箇条書きで記載しているが，文章で記載してもよい．**資料5－1**でも，"Postgraduate Medical Education Program, Okinawa Chubu Hospital" というところに，"Residency included 15 months in Medicine, 2 months each in Surgery, Pediatrics, Emergency Room, and Obstetric-Gynecology" のように，一部を文章で詳細を記載した．

　病院名は，先方がインターネットで検索できるように，フルネームで記載する．

　日本の場合，医学部を卒業し，大学病院でレジデントをした後，数年は関連病院で働き，その後再び大学病院に戻って，例えば腎臓内科を回らせてもらいつつ，一般内科もして……というような，フェローであるのか，シニアレジデントであるのか，記載を迷う場合が多々ある．Staff physician と記載する場合も多いが，例えば「どうしてこんなに長くレジデントやっていたの」と質問された時に，日本とアメリカのシステムの違いなどきちんと理由を説明できれば，どの名称を記載してもかまわない．

　HONORS/AWARDS については，アメリカであれば，医学生のリサーチ発表会などが頻繁にあり表彰される機会が多いが，日本ではこのような機会があまりなく難しい．可能なら記載すると CV がより強力になる．

　PUBLICATIONS AND PRESENTATIONS は重要で，卒後3～4年の研修医で，Publications が少ない場合は，症例発表，CPC といったものを記載すればよい．論文にしていない発表であっても，**資料5－3**の PUBLICATIONS AND PRESENTATIONS の "A Review of Cardiopulmonary Complications of Neurologic Disease."Presented at U.S. Naval Hospital Okinawa Grand Rounds, 2001 のように記載することが可能である．Abstract でも，最後に（Abstract）と明記すればよい．逆に publications が

多い場合は，最近の代表的なものを記載して，"A list of publications is available on request" とし，冗長は避けたい．まだ accept されていなかったり，準備中のものがあれば，"submitted" あるいは "manuscript in preparation" と添えることで，記載可能である．

　Presentation は，特にフェローシップの apply の時に非常に重要になってくる．私の場合は，ハワイ大学時代に，レジデント1年目で1回，2年目で3回，アメリカ内科学会ハワイ地方会でケースレポートや研究の発表を行ったり，ケースレポートも論文として4つほど書いたり，積極的に学会発表を行って，CV を作成する努力をした．ここでは，セミナー，ワークショップでのプレゼンテーションも記載してよい．また，国外での招待講演の経験がある場合は，HONORS と PUBLICATIONS AND PRESENTATIONS の両方で記載することが可能である．

ポジション獲得のコツ

　周到に計画を立てて，用意することが大切である．いつまでに留学するという目標を立てたら，逆算して，いつまでに何をやると計画することがポジション獲得の早道である．

　一番大事なのは，諦めないことである．そのためにも，留学に関する講演会に積極的に参加をし，そういった場所で知り合った仲間に刺激を受けることは，モチベーションを維持するためにとても有効である．

chapter 3

米国への臨床希望者へのアドバイス
～内科レジデント・感染症フェローの立場から～

洛和会音羽病院総合診療科・感染症科
部長
神谷　亨
JANAMEF Fellow 2003

▌留学までの長い道のり

留学を志した理由

　1991年に名古屋大学医学部を卒業し，市立舞鶴市民病院で内科研修を開始した．当時，その病院では，北米型の一般内科教育，大リーガー医招聘，history & physicalの重視といった，ユニークな医学教育が行われていた．米国の様々な臨床内科教授から定期的に教育を受けられる環境下で勉強することができ，米国の医学教育への憧れ，そして，医学教育そのものへの興味も出てきた．

　そして卒後4年目に米国の病院を実際に見学した．最初はColorado Springsにある病院であり，期間は1週間ほどだった．翌年はDenverにある教育病院，翌々年はDartmouthにある教育病院を，いずれも1週間ほど見学した．

　この頃は非常に夢が大きくて，いつかは留学してやるぞという気持ちでいた．そして，JANAMEFの講習会に参加するようになり，様々な情報を

集めるようになった．

　ただ，舞鶴市民病院は救急に力を入れており，働きながら USMLE の勉強をすることは困難だった．

　卒後7年目に，現在の自治医科大学附属さいたま医療センター総合診療科にシニアレジデントとして勤務した．そして，新たな気持ちで専門的なことを広く学びたいと思い，ローテート研修を始めた．循環器内科，腎臓内科，血液科，麻酔科，放射線科などで研修を行った．

　この頃，日本内科学会の認定医，そして専門医の資格を取得した．将来，教育病院で教育活動に携わりたい場合，専門医や指導医の資格が必要となるので，日本での資格はできる範囲で取得しておくことをお勧めする．

　ここでの研修は，非常に実りのあるものだった．しかし，当時は屋根瓦式的な教育というのはあまり展開されていなかった．指導医が午前中外来に行ってしまうと，研修医はポツンと取り残されて，悶々と本で調べながら，自分のわからないことをひとりで解決しようとしているといった姿があちこちで見受けられた．日本の卒後臨床医学教育を，ますます充実させていかなければならないという気持ちを強くした．

卒後9年目に退職して留学の準備

　仕事をしながら試験勉強をするのは無理だろうと思い，卒後9年目に退職した．アルバイトをしながら，留学の準備を行った．当時，埼玉県大宮市に居を構えていたが，予備校である Kaplan に通うために，わざわざ埼玉県戸田市に引っ越した．アルバイトは，水曜日から木曜日にかけて，静岡県御殿場市の老人病院で当直をし，火曜日，金曜日の午後3時間だけ，企業の診療所で産業医として働いた．日曜日はまったく勉強をしない日とし，家族サービスをすると共に，自らのリラックスのために使った．

留学準備期間は3年間

　退職1年後の 2000 年に，横須賀米海軍病院，在沖縄米国海軍病院のインターンを受験したが，両方とも不合格だった．おそらく卒後 10 年目で，

日本の内科専門医を有していたこともあり，キャリアがあり過ぎたのだろう．USMLE Step 2 には合格した．
　2001 年に USMLE Step 1，CSA に合格した．そして，野口医学研究所の面接に合格し，その年の 12 月には，ハワイ大学で 1 カ月間の短期研修（エクスターンシップ）をする機会を得た．そして，面接の時に，プログラム・ディレクターから「では，来年に来てもらえますか」というオファーをいただき，エクストラマッチでインターンのポジションを獲得することができた．
　卒後 12 年目，36 歳だった．留学の準備には 3 年間かかったことになる．

試練のインターン 1 年目を乗り越えて

想像以上に大きい言葉の壁
　言葉の壁は想像以上に大きかった．思ったことがすぐに表現できない．相手の話したことの 2，3 割しかわからない．同僚，先輩，スタッフに迷惑をかけ，助けてもらう，大変な日々だった．
　米国では，カルテをディクテーションしなければならない．患者を診た後，受話器に向かって，患者の病歴，検査所見，アセスメント，検査・治療方針などを簡潔に述べなければならない．
　留学当初は，英語がほとんどできなかったので，患者 1 人ひとりのディクテーションの内容を，すべて英語で下書きした．患者 1 人のカルテをつくるために，30 分〜 1 時間ぐらい費やしたため，入院患者を 4，5 人受けると，帰宅は深夜 0 時を過ぎた．翌朝は 4 時半ぐらいに病院に行かなければならず，非常に辛い日々だった．

日本で覚えた医学知識が通用しない米国の臨床
　米国と日本では，使用できる薬剤や投与量が異なり，すべて覚え直したり，確認したりしなければならなかった．

例えば，日本では吐気が生じた際，プリンペラン®やナウゼリン®という薬剤を処方するのが一般的だが，米国では，吐気の抑制のためには使用しない．フェノチアジン系のCompazine®（prochlorperazine）やPhenergan®（promethazine）という，今まで聞いたことのないような薬を使っていた．
　また，腹痛の患者に対して，日本では，ブスコパン®，レペタン®，ペンタジン®などを使用していたが，米国では，NSAIDsあるいはフェンタニールやモルヒネなどのオピオイドを使用しており，留学当初は非常に戸惑った．
　検査の手順も異なっていた．例えば，胆囊炎を疑った場合，日本では身体所見に加えて，腹部エコーを行い，胆囊壁に肥厚があるかどうかを調べるのが一般的である．しかし，米国では，HIDA scanという核医学検査を第一選択の検査として，腹部エコーはやらずに診断をつける．そういったこともあって，当初は検査手順もすべて確認する必要があった．そのため，半分以上，日本とは別の医療をしているような感覚だった．

言葉と仕事に慣れるのに費やした最初の1，2年間

　英語に慣れるのに2年ぐらいかかった．そのため，1，2年目は学習効率が極めて悪かった．特に1年目は，疑問に思ったことをその場で質問できなかったので，疑問がどんどん蓄積されていって，結局，勉強が非常に遅れてしまった．やはり，留学前にコミュニケーション・スキルは最大限に上げておく必要がある．
　3年目からは，米国の医学を学ぶことに集中できるようになった．
　留学先で効率のよい学びをするためには，例えば，高校・大学時代の1年間に留学やホームステイをしておくことをお勧めする．また，米海軍病院で1年間インターンをして過ごすというのも非常に有効である．ポスドクで研究留学をして，その時にコミュニケーション・スキルを上達させ，その後で臨床を目指すのもよいだろう．米国人の友人をつくることも有効である．

ハワイ大学内科レジデントプログラムの教育

　ハワイ大学の内科レジデントプログラムは非常に恵まれた教育環境であった．まず，圧倒的に違うのは，臨床医学教育者の数が多いということである．ロールモデルとなる医師が多数いた．

　それから，屋根瓦式の教育というのは，やはり非常に効率がいい．チームワークについても非常に学ぶところがあった．症例をプレゼンテーションすることが奨励されており，他の医師が経験した症例から積極的に学ぼうとする文化があった．

　レクチャーも非常に豊富であり，スタンダードな医療というのは何であるのか，EBM でわかっているのはここまでであり，ここから先は EBM ではわかっていないということを勉強する場があった．教えられる側，教える側が互いに評価をして，向上し合うという関係性もよかった．

　ACGME（卒後医学研修認定委員会）という外部の調査機関によって，プログラムの質がチェックされているため，高いレベルでトレーニングが行われていた．過労，重度の睡眠不足，セクハラ，訴訟といった，様々なことからレジデントは守られていた．

感染症科フェローを目指す

　感染症について興味があったので，もっと深く勉強したいと思い，2年目にフェローシップに apply した．全米で大体 140 ぐらいのプログラムがあったが，そのうちの 25 プログラムに apply した．面接の招きがあったのは 10 プログラムであり，面接を受けるために 2 度にわたって面接旅行を行った．面接旅行の費用は 50 〜 60 万円ほどかかった．そして，ユタ大学の感染症科に決定した．

　名門のプログラムに進みたい，あるいは競争の激しい循環器科，消化器科，腎臓内科，血液腫瘍科等に進みたい場合は，インターンの 1 年目からよい評価をもらって，強力な推薦状を書いてもらわなければならない．そのためには，インターンのころから積極的にリサーチ活動を行って，学会で積極的に発表をしていく．また，カンファレンスで積極的に発言をして，

一生懸命勉強しているということをアピールするのが大切である．

そのためには，少なくとも1年目から，コミュニケーション能力が十分に備わっている必要がある．USMLEの得点がいくら高くとも，インターン，そしてレジデント1年目，2年目のパフォーマンスが悪いと，よい推薦状を書いてもらえない．留学前にUSMLEで高得点を取ることに力を注ぎすぎるのは得策とは言えず，むしろコミュニケーション能力を最大限に高めることに力を注ぐべきであろう．

その他，リーダーシップ，強調性，人間性の面でもよい評価をもらえるような努力をインターン1年目からしていくことも大切である．

充実したフェローシップの2年間

1年目はコンサルテーションに明け暮れた．コンサルテーションとは，例えば，ある内科の研修医から，「どうも熱が続いていて，原因がよくわからない人がいるのですが，診ていただけませんか」と，電話がかかってくると，フェローである私が，その患者のベッドサイドまで行って診察をし，一体この人に何が起こっているかを考える．そして，治療方針を立ててから，指導医であるattending physicianに「私の治療方針はこういうふうですが，よろしいでしょうか」とお伺いを立て，ディスカッションする．

Attending physicianは，「そこはそれでいいと思うけど，ここはこうした方がいい」あるいは「こういう可能性も考えたほうがいい」と助言してくれる．このように，マンツーマンで指導してもらうことができる．

2年目は疫学研究を行った．非常にいい経験になった．

フェローの2年間で，感染症専門医としての基本が身についた．また，attending physicianは大体2週間に1回交代するため，20人以上の感染症指導医と一緒に仕事ができ，問題解決のための様々なアプローチ方法があることが理解できた．大勢の指導医からマンツーマンで教育を受けられ，そして，生涯にわたり相談できる師に出会うことができた．

臨床医学留学への道いろいろ

留学に必要な試験

　USMLE には，Step1（基礎），Step 2 CK（臨床知識：clinical knowledge），Step 2 CS（医療面接：clinical skills）がある．

　落ちてしまうと，あまりいい印象を与えないので，準備不足での受験はお勧めできない．かといって，勉強すればするほど高得点を取れる保証もなく，コミュニケーション能力向上にも力を注がなければならないので，力の配分をよく考える必要がある．

　これらの試験に受かると，ECFMG の certificate がもらえる．その後，ERAS（electronic residency application service）というインターネット上のサービスを利用してレジデンシーに apply をし，3月頃にマッチングが行われて，研修先が決定する．

　インターンは7月から開始される．USMLE Step 3 は，大抵の場合研修1年目の後半あるいは2年目の前半〜中盤ぐらいに受けるのが一般的である．

　2年目からレジデントと呼ばれる上級医（upper level）になり，チームリーダーとしてインターンや医学生を指導する．内科の場合，3年間の研修を終えると，米国の専門医試験を受けて，US board certified の医師になれる．

　フェローに進みたい場合は，レジデントを修了する約2年前にフェローシップに apply をして，面接を受ける．フェローとしての研修先はレジデンシーが修了する約1年前には決定する．その後の流れは，例えばフェローの研修を開始して間もなく内科の専門医試験を受け，2〜3年間のフェローの研修が修了した後に感染症科の専門医試験を受けるというものである．

　なお，数は多くないが，米国でレジデンシーをやっていなくても，フェ

ローシップから臨床留学できるプログラムがある．フェローから臨床留学した先輩に話を聞いて，情報を集めるとよい．

留学の準備で考慮したこと

　まず，自分の夢や目的，どんな大義名分のために留学を考えているのかということを時折確認した．また，USMLE，CSA，英語のスキルアップなどの準備のために3〜5年はかける覚悟をした．

　日本でのキャリアを中断，あるいは捨てる覚悟も必要だった．順調に日本で臨床をやっていたら，どんどんキャリアが積み重なって，指導医の立場になれるだろう．ひょっとしたら，その方がハッピーかもしれない．そういうものを捨ててまでも，留学する意義があるのだろうかということを考えた．

　渡米後の進路についても事前に考えておく必要があった．私は米国で内科および感染症を勉強し，日本に帰国後は，教育病院に身をおいて教育活動に参加したいということを大枠で考えていた．帰国後のことを考えるなら，将来，就職したいと思うところにいくつか足を運び，渡米前から顔見知りになって，将来の予定を話しておくなどの何らかのコネクションをつくっておくとよい．

　家族，同僚，上司といった，周囲の理解・協力を得ることも大切である．

　生活費，渡米のための貯蓄など，財政的基盤の確立も必要である．私の場合，アルバイトをしながらUSMLEの勉強をしたが，英会話学校や予備校であるKaplanに通うのにも非常にお金がかかった．

　レジデント，フェローの年俸は，ハワイ大学内科レジデントプログラムの場合，1年目が420万円前後であり，毎年15〜20万円の昇給があった．ユタ大学感染症科フェローシッププログラムの場合は，1年目が約480万円であり，2年目は約510万円だった．税金，保険料などに，年間50〜80万円が給料から天引きされた．地域の物価などを反映して，プログラムごとに年俸は異なるが，参考にしてもらいたい．

　1人で渡米するのであれば，この金額でも少し余裕のある生活が可能で

ある．家族同伴ということであれば貯金を取り崩す場面がしばしば出てくるため，できるだけ貯蓄をしてから渡米することをお勧めする．ちなみに私は500万円ほど渡米前に貯蓄した．5年間の海外生活の中で，自分と家族の帰国費用，フェローの際のインタビュー旅行に費やした費用，引っ越し費用などですべて使ってしまった．

　仕事と勉強をどう両立させていくのかも懸案だった．私の場合は，両立は困難だと判断し，アルバイトに切り替えた．

　Kaplanを利用するのか，USMLEはいつ受験するのかといった，試験準備のための勉強をプランニングすることも大切である．また，渡米が実現するための様々なチャンスも自分で探さなければならない．

　自分自身，家族，それから両親の健康というのも非常に大事である．家族の健康問題が原因で，途中でレジデンシーを中断した知人もいる．

適切な留学の時期は28〜32歳

　日本の臨床現場を少なくとも数年間経験し，臨床の実力を養い，日本の医療の現状をある程度理解してから渡米したほうがいい．そうすれば，日本の医療の良い点や悪い点，米国の医療の良い点や悪い点を，ある程度バランスよく考察できるのではないだろうか．

　私のように，日本でキャリアを積みすぎて，地位がかなり確立してから渡米すると，日米医療のギャップに戸惑い，研修医としての扱いに必要以上に自尊心が傷ついたり，無力感を感じてしまったりするかもしれない．そのため，28〜32歳ぐらいに渡米するのが適当ではないだろうか．

エクストラマッチは万全の準備が導いてくれたもの

　臨床医学留学を実現させる道には様々なものがある．私の場合は野口医学研究所の面接に合格し，ハワイ大学内科レジデントプログラムへの1カ月間のエクスターンシップの機会が与えられ，研修終盤にプログラム・ディレクターとの面接を受け，エクストラマッチで次年度の採用が決定した．

　エクストラマッチで採用されるためには，熱意，hard workerであるこ

と，協調性をアピールして，よい印象を持ってもらえるように努力する必要がある．ハワイ大学の場合，エクストラマッチであってもプログラム側からERASへの応募を求められた．エクストラマッチで採用が決定するためには通常ECFMG certificateを取得している必要がある．

エクストラマッチは，正規のマッチングとは時期が異なっており，ハワイ大学内科の場合は12月でも大丈夫であった．プログラムによってデッドラインは異なると思われる．

＊　　＊　　＊

年齢的に遅いスタートで，しかも，英語のコミュニケーションで散々苦労した5年間であったが，自らの成長にとって必要な年月であった．ひとつの山を登りきったという感慨もある．米国の臨床医学教育の手法を身をもって経験することができ，日本の医療を米国との比較によって以前とは違う角度で見ることができるようにもなった．

今後は，体験したものを日本の教育現場で少しずつ還元していきたい．また，感染症科の専門医としても，何ができるかを模索したい．

chapter 4

私の海外留学体験

1. カナダ・ニュージーランド 留学の収穫
～垣根のない国際的視野と人とのつながり～

国立病院機構長良医療センター心臓血管外科部長
富田伸司
JANAMEF Fellow 1997, 2003

期　　間：1997年7月～2000年8月
　　　　　2003年6月～2005年5月
研修先：カナダ・トロント総合病院心臓血管外科
　　　　ニュージーランド・オークランド市立病院心臓胸部外科

人とのつながりが引き寄せた留学

　父親が貿易の仕事をしていたこともあり，高校の時から英語圏への興味があった．佐賀医科大学医学部に入学した時から，いつかは臨床留学をしたいと考えていた．病棟実習が始まった頃にその気持ちが強くなり，6年生の夏には横須賀米海軍病院の externship に参加した．

　学部卒業後，当時の胸部外科の教授がアメリカのレジデンシープログラムへの留学経験を持っており，留学が比較的身近に感じられることもあって，心臓外科に入局した．留学したいという思いはあったが，日々に忙殺され，時間が過ぎていった．

　医師5年目に転機を迎えた．留学経験のある医師に誘ってもらい，日本

で行われた心臓血管外科総会に出席するために来日していた，トロント総合病院（Toronto General Hospital）の心臓外科部長 Tirone E. David（大動脈基部温存術式；David 法で有名な世界的な心臓外科医）に自己紹介する機会を得たのである．

留学希望の意思を伝えたところ，試験に合格することを条件に受け入れを許可してくれた．長年の夢であった留学が，直接交渉でいとも簡単に決まったことには驚きだった．北米の人間関係の基本は人対人であり，直接話すことから人間関係が築きあげられることを後々知った．これは追い風だと思い込み，長い試験勉強が始まった．

カナダで臨床を行うには，当時 MCCEE（Medical Council of Canada Evaluating Examination）と，英語 TOEFL 580，TSE 50 が条件だった．MCCEE は香港で行われていたが，3 回目でようやく合格した．TOEFL と TSE は，週 1 回の英会話教室ではまったく歯が立たず，合格点に達することがなかなかできないでいた．

数年が経ち，「いつになったら来るのだ」「リストから削除するぞ」ということで，私の受け入れが危機的状況になってしまったため，とにかくまず research fellow としてカナダへ渡ることにした．

カナダで研究留学と臨床留学を経験

1997 年，医師 10 年目に，トロント総合病院の research fellow として，カナダの地を踏んだ．Dr. David は年々忙しくなり，research fellow は採用していなかったので，心筋保護の研究で有名な Dr. Weisel が mentor となった．

心筋保護の研究は，トロントではほぼ臨床研究まで完結していた．留学時，細胞移植に自己の細胞を用いることが注目されており，細胞移植という新しい分野で研究を行うことにした．まず，細胞移植に関する論文を片っ端から読み，現況を把握した．5, 6 年前の人工臓器学会で耳にした発表にヒントを得て，骨髄細胞を研究材料に選んだ．

当時，骨髄細胞による再生医学は未知の領域であった．Boss も簡単に

投資するはずはなく，他の研究の失敗で死んだラットをもらい受け，細胞培養を行う毎日だった．研究は順調であり，翌年1998年のAmerican Heart Association Scientific Sessions（AHA）で発表することができ，その内容は*Circulation*に掲載された．さらに様々な細胞移植のプロジェクトに関わることができた．

　研究は順調だったが，臨床への切符はまだ手にしていなかった．日中はなるべくラボの人間と話し，使えると思った言い回しをnative speakerに再度聞き，カードにまとめた．帰宅後は泣き叫ぶ子供の声に後ろ髪をひかれながら，コンドミニアムの図書室で英語の勉強をした．自分は果たして受かるのだろうかと思い悩み，調子が出ない時は，ICUや病棟を散歩して数カ月後に歩いている自分を想像し，気持ちを取り直した．もうここまで頑張って受からなければ駄目だろうと思っていた頃，TSEに晴れて合格した．妻と心から喜んで泣いた．渡加10カ月後だった．

　大学からは休職扱いであったため，2年間が限度だったが，せっかくの臨床経験を膨らますため，3年目の延長を行った（現在トロントでのフェローは，2年間が原則である）．そのため大学は，カナダの留学中に休職2年間を超える時点で，自動的に退職という形になった．

日本で心筋への細胞移植を臨床化するための基礎研究，基盤作りにかかわる

　その後，私の行っていた心筋への細胞移植の研究が目に止まったようで，国立循環器病センター北村惣一郎総長に請われ，日本で心筋への細胞移植を臨床化するための基礎研究，基盤作りを行うこととなった．2000年9月に帰国し，国立循環器病センター実験治療開発部細胞組織工学研究室室長（2002年4月から再生医療部に名称変更）として赴任した．

　研究は，患者とは直接接しないものの，動物実験の結果次第で，目に見えない何万もの人を助けられる可能性をもつという意味で，医学に貢献できる領域である．対して，臨床心臓外科は，生涯でも何万人も手術することは不可能だが，1人ひとりが術後帰っていく喜びを肌で感じることがで

きるという領域であり，どちらもやりがいがある．研究に没頭すればするほど広がりはできる一方で，臨床から遠ざかる寂しさ，焦りもあった．

ニュージーランドでの2度目の臨床留学

　心臓外科医として，39歳はすでに独り立ちしてもよい年齢である．ここで，海外にもう一度出ることに関しては，賛否両論あるだろう．選択枝としては，このまま残って研究者として身を立てていくか，あるいは，臨床医として生業を求めるかということであり，後者を選んだ．年齢から考えても，短期集中的なトレーニングが必要と考え，今一度海外への道を選んだ．

　留学場所については，カナダでのfellow時代に一緒に働いていた仲間たちがすでに各々母国に戻り，心臓外科医として活躍していたので，彼らに手紙を書き，私自身のbackgroundを加味して，彼の地で働ける可能性，意義があるかを打診した．

　その結果，ニュージーランド・グリーンレイン病院（New Zealand Green Lane Hospital）のoversea fellow担当である, Dr. Raudkiviに打診し，2003年3月に面接に行った．そして，11月にfellow採択の通知を得ることができた．一般的に留学の打診から，実際の開始まで2年が平均なので，カナダでの臨床経験，英語能力，そして，カナダで一緒に働いた友であるスタッフの推薦が有効であったのだろう．

　2003年6月にニュージーランドのオークランド（Auckland）へ到着した．ニュージーランド，オーストラリアでは，当時，海外のfellowに関する試験は必要とされていなかった．Registrarとしての生活は，一度トロントで経験しているため，まったく違和感はなかった．しかし，3年の研究生活のブランクの後，本当の臨床の勘がもどるのには，数カ月を要した．

　患者を手術して退院させるという，臨床心臓外科医としては，大変勉強になる面が数多くあった．というのも，トロントよりも，コンサルタントとの連絡を密にし，患者の病状把握，治療方針決定に責任を有するといっ

た点は，日本の医療に近かった．コンサルタントに質問すれば，知識を出し惜しみなく教えてくれた．手術手技に関しても同様であった．これらは，膨大な知識量，経験に基づいたものであることは想像に難くない．

　トロントでは，複雑な症例は Dr. David が執刀し，なかなか関われなかったが，ニュージーランドでは，所帯が小さいので，より広く関与でき，大きな財産になった．ニュージーランドだけでなく，周辺の島からも患者が来るので，疾患が多彩だった．毎週1度行われるトリアージカンファレンスでは，応用問題ばかりだったため，将来独り立ちした時のためのよい勉強になった．

　今後の心臓外科の一分野として，心不全外科があるが，その一環として，心臓移植のドナー心を採りに行くチームに加わった．その後，摘出チームの責任を任され，25例ほど心臓肺の提供臓器の摘取に行った．2年間の滞在により，registrar を相手に手術執刀できるレベルまで到達できたことは大きな収穫だった．また，senior registrar（chief resident）として，日本で言う病棟医長業務，研修医指導，看護師教育に携われたことも勉強になった．

　カナダでは，心臓外科の病院は public であり，心臓外科医は，手術，研究，教育をすることが義務付けられていた．それに対して，南半球では，自分の担当した患者を手術する以外には，心臓外科医は病院内にいることはなく，private hospital で手術をしているといった状況だった．

　カナダで私が関与した再生医療など存在しなかったし，心臓外科自体はラボを有していなかった．というのも，彼らは，臨床に直結する問題を practical に考える習慣がある．心臓外科がこれだけ爆発的に研究されてきた現在，本当に解決できる方法論は，randomized double blind trial であるとのことから，それには資金，時間を要するため研究活動はあまり盛んではなかった．

　ニュージーランド・グリーンレイン病院は，現在，オークランド市立病院（Auckland City Hospital）へ名称を変更し，また，カリスマ的外科医 Barratt-Boyes は去ったため，この先どのようになっていくのかは予想で

きない．しかし，より大所帯となったため，機動力がなくなったこと，そして，医療財政が逼迫しているのはどこも同じであり，楽観視できない状況である．

なお，ニュージーランドでは，2005年から，留学のアプライの前提条件として IELST 7.5 が必須となった．以降，日本人の fellow はひとりも行っていない．

fellow 生活のその後

海外臨床留学した後の進路については，1つは，留学先でスタッフになるという道がある．もう1つは，日本へ帰るということだが，両方に多くの問題がある．

ニュージーランドでスタッフになるためには，オーストラリアとニュージーランドでつくる心臓外科協会のトレーニーでなければならず，そのためにはレジデントビザが必要であった．さらに，偶然や運といったものも必要である．

実際，私もその可能性を探ったが，部長からの返事は常に曖昧であったため，今後の予定がたたず，日が経つばかりだった．しかし，2年の契約期限は近づいており，他の場所を探さなければならず精神的に落ち着かない毎日だった．その状況を察してか，受け入れ時にも担当してくれた Dr. Raudkivi から，術者としての経験を可能な限り提供するといわれたことはひとつの救いだった．

海外でフェロー生活をいつまでしていても，その日暮らしで，その先が見えて来ず，地球に戻れない人工衛星のようになってしまう恐れがある．各方面を模索し，総合的に熟慮した結果，現段階では，日本の環境の中で，independent surgeon としての場を着実に築くことが大切と感じている．

トロントで3年，大阪3年，ニュージーランド2年と，長い journey をしてきた．その間に，子供たちも大きくなり，転校の悩みなど，独身の時には考えもしない問題も出てきた．今後，まだ journey は続くが，今までの経験をもとに，日本の環境に tune up し直し，研究，臨床を展開し

ていくことを目標にしていきたい．

垣根のない国際的視野と多くの人とのつながり

　留学する前には，明確な目標を持つべきだと，多くの先輩から教えられた．実際に留学を経験した今，同感である．しかし，留学して初めてわかる現実，問題意識，目的があるのも事実である．一般的には，何からどのように手をつけたらよいのかわからないというのが本音ではないだろうか．臨床留学の可能性を探る方法として，

　1）留学体験本などを参考にし，連絡してみる
　2）海外に渡り，人づてに情報を集める
　3）学会の際に，海外の招聘講演者をcheckして，直接交渉する
　4）各病院の心臓外科部長に直接交渉する（手紙，面接）
　5）実際にそこで働いているフェローに状況を聞く

　条件などは，国，施設により様々で，時期により，変更もよくあるので，まず留学したい病院の心臓外科部長に手紙を書き，状況を尋ねるのが先決である．そして，「可能性あり」となれば，直接現地に行って，手術見学を兼ねて，直接交渉をするというのが最も効果的である．また，現地で実際に働いている自分と同じ境遇のフェローに尋ねると，具体的によくわかる．留学に必要であったのは，熱意と英語だった．

　また，資金調達も大変重要な要素である．インターネットで調べると，現在多くの助成金制度が存在する．

　最後に，今回の留学で体得したのは，垣根のない国際的視野と多くの人とのつながりであるといえる．人生の岐路に立ったときに，私にとって必要不可欠な人たちに出会うことができた．

　これまでjourneyにいっしょにつきあって，掛け値なしに応援してくれた妻に心から感謝したい．

2. 米国家庭医療レジデント研修の収穫
～今，日本の家庭医療への流れを前に～

防衛医科大学病院総合臨床部講師
順天堂大学スポーツ健康科学部客員准教授

小林裕幸

期　間：1993年6月～1996年7月
研修先：カリフォルニア大学アーバイン校ロングビーチ記念病院家庭医療科

家庭医留学への道のり

　1990年に防衛医科大学を卒業した．日本で臨床を経験してから留学した方がいいと考え，その後の2年間はスーパーローテートを行った．さらに自衛隊での医療に1年間従事した．
　1992年から留学の準備を行った．願書の請求は7月に，family practice residency として検索できた400件すべてに行った．願書が戻ってきたのは100件だった．9～11月にその100件すべてに，願書の送付を行い，面接のアポイントまで得られたのは11カ所だった．
　留学先は全米でも古くからあり有名であること，前任者がいて情報があったこと，気候が暖かいことからカリフォルニア大学アーバイン校ロングビーチ記念病院（Long Beach Memorial Medical Center）に決定した．
　1993年～96年の3年間，米国家庭医療レジデントとして留学した．

家庭医の道を選んだ理由

　家庭医学は，小児から大人まで，幅広い年齢層の患者をすべて診ることができるのが魅力的だった．また，日本には未発達な分野であり，高齢化する日本に将来必ず必要になる領域だと思ったこと，理論よりも実践の医学分野であったこと，家庭医の道をすすむ同僚の存在があったことなども挙げられる．
　学生時代には様々な病院を見学したが，このことは家庭医療を留学先に

選ぶうえで大きな影響を与えた．舞鶴市民病院，在沖縄米国海軍病院，亀田総合病院等を見学したが，そこでカナダ人である臨床教授の魔法のような臨床能力を目の当たりにし，米国留学したら，こんな素晴らしい技術を持った医師たちに出会えるのだろうかと考えた．

学生時代のエクスターンシップは，米国医療のシステムを実際に経験できる貴重なチャンスであり，米国留学を目指す方は大いに活用することをお勧めする．

米国の family practice residency で経験したこと

3年間の family practice residency では，病棟研修をスーパーローテーションで行うと共に，日本では，まだ一般的でなかった外来研修として，家庭医外来，専門外来，そして診療所，地域，僻地医療等を経験した．

外来研修は家庭医療のコアな特徴であり，自ら考える思考過程を重視し，総合臨床能力を発揮する場であった．あらゆる問題に対して，様々なアプローチをしなければならず，実際に何が問題となっており，自分は何ができるかということを，はっきりさせる場でもあった．すべての症例を staff に提示し，assessment / plan の討論が義務とされていた．

病棟研修は，1つひとつのクオリティが非常に高かった．

米国の医学教育の根本の1つは当直である．1年目は3日に1回，2年目は4日に1回，3年目は6日に1回と，当直が非常に多い．この当直はたいへん勉強になった．なぜなら，当直では，みずから考え，判断すると同時に，シニアレジデントも一緒になって，2人あるいは3人の医師で患者のケアにあたる．若い医師にとっては，様々な経験ができ，かつ，シニアレジデントとディスカッションすることによってフィードバックを得ることもできる．

米国の教育システムは，わからないことがあったら，誰に質問したらよいのか，また，責任は誰が負うのかといったことが明確であり，非常に整備されていた．熱意があって，ある程度の能力を有する医師であれば，十分な技術を身につけることができる教育システムであることが実感できた．

様々な検査手技も経験した．外科，救急，内科，小児科，婦人科，産科にわたり，あらゆる手技を経験した．特に産科では，アシストも含めてだが，経腟分娩を3年間で75例経験することが必須とされていた．その他，患者指導や耳鼻科，整形外科の処置といったことも経験した．
　レジデント3年目には，選択科目として，スポーツ医学を選択した．僻地医療では，ハワイ州地域医療を選択した．非常に貴重で楽しい経験だった．
　そして，レジデントが選ぶ，いわゆる教育賞であるResident Teaching Awardを，外国人の私が受賞することができた．今までで一番嬉しかったことの1つである．

帰国しての感想

　分野によって差があるものの，日本の医療システム全体としては，米国のそれに比べて，10年ほど遅れているような印象を受けた．医学教育システムについては，20年以上立ち遅れている感は否めない．
　これから留学を志す人は，そういったシステムの違いを見てきてほしい．そして，学んできたことを，日本の医療にどう役立てるのかを考えてほしい．そのためにも，日本である程度臨床現場を経験したうえで研修を行う方が，違いが明確に把握できるようになるだろう．
　また，全米家庭医療認定医制度は，1969年に20番目の専門認定医として認可された，比較的新しい分野である．1970年に最初の家庭医療レジデンシー・プログラムが開始され，2005年時点では450のプログラムがある．
　私が留学している当時，日本にはまだ家庭医療の研修プログラムがなかった．そのため，帰国してすぐに，学んできたことを臨床の場で生かせるわけではなかった．まず，家庭医療を志す仲間を増やすことだった．そうすることによって，日本の医療システムの中で，家庭医療が認められるようになるだろうと考えた．
　そして，2007年，日本にも67の家庭医療研修プログラムができた．

米国では1970年代に行われていたことが，やっと動き始めたのである．というのも，世界的にみて，歴史的な観点から，良い医療を提供するためというよりは，医療費抑制の経済的必要性から家庭医療（総合診療）の変革が加速されてきた．日本でも，高齢化社会によって，今まさに医療費高騰が問題となっており，家庭医療シフトという流れは加速するのではないだろうか．

　今はまだ少数だが，これからも同じ志を持つ仲間を増やし，日本により多くの家庭医療研修プログラムができるように，活動していきたい．

　なお，現在，家庭医療の専門分野として，自転車競技のスポーツドクターを行っている．というのも，スポーツドクターは内科，外科のみならず，心理面，体力面の問題など，様々なことに対応できる能力が求められる．家庭医療医の得意とするところであり，米国ではフェローシップも用意されている．

これから留学を志す人たちへのメッセージ

　やはり，夢を持つことが大事である．何をやりたいのか具体化することで，目標が明らかになる．

　英語については，五感を使ったサバイバル英語力を養うことをお勧めする．というのも，英語で役立ったことは，そのまま他の言語に役立つからだ．米国は多民族国家であり，外来に出ていると，英語だけでなく，他言語も話さなければならない．私の留学先はカリフォルニアであったので，スペイン語も話さなければならなかった．

　また，10年後，20年後を見据えることも大切である．将来，日本でどれだけ需要があって，役に立つのかということを考える必要がある．

　当直に耐え抜く体力をつけることも，米国の家庭医療レジデンシーには必須である．

　日本にないものを身につけて，留学を終えてほしい．そして，海外では，日本のことをよく聞かれるので，日本の医療，歴史，文化といったものをよく勉強することも大切である．

3. 英国医学教育留学の収穫
～医学教育学，医学教育研究のすすめ～

東京大学医学教育国際協力研究センター

錦織　宏

期　間：2006年9月～2007年8月
研修先：イギリス・ダンディー大学
　　　　医学教育センター

よりよい医学教育を目指す気持ちが留学を決めた

　私は1998年に名古屋大学医学部を卒業後，市立舞鶴市民病院において3年間内科の臨床研修を受けた．その時に多くの「大リーガー医」に出会って，内科及び米国流の医学教育を学んだのであるが，この時に内科というのはこんなに面白いのだということを実感することができた．もちろんこの期間は，内科医としての臨床力を十分につけることができた非常に貴重な3年間でもある．

　舞鶴での臨床研修の中で，これだけ面白い内科学，そして臨床というものを，1人でも多くの人に伝えたいという思いが生まれた．その後，名古屋大学の医局からの派遣という形で，後期研修を兼ねて，愛知県にある厚生連海南病院に移った．市立舞鶴市民病院に勤務していた頃は朝5時半からカンファレンスをやっていたのだが，この海南病院では朝9時になるまで医師が来ないといった状況であり，また当時研修医もたった2名しかなかった．そこで朝7時から研修医たちとカンファレンスを行ったりして，初期臨床研修システムの改革を推し進めた．

　地域の野戦病院ともいえるような海南病院に研修医を集めるための戦略を色々と考え，また試行錯誤を行う日々であった．結果として海南病院には多くの研修医が来ることになったものの，その臨床研修改革は本当に正しかったのだろうかという疑問がそこで生まれた．

　その疑問を解くために医学教育というものを理論から勉強したいと思い，

卒後7年目に名古屋大学総合診療部の大学院生となった．そして卒後8年目に，名古屋大学大学院に所属しながら，2年間英国に留学した．1年目は，医学教育振興財団の Kawasaki Green College Fellowship Programme により，Oxford 大学の Research Fellow として英国の医学教育全般に関する調査・研究を行った．そして2年目は，スコットランドのダンディー大学（the University of Dundee）の医学教育学修士課程に在籍して，医学教育の理論および研究について学ぶことになった．今回はこのダンディーでの経験を書かせていただく．

　ダンディーはエジンバラから電車で1時間強の場所にある，人口18万人ほどの街である．医療と大学が主な産業であり，落ち着いた趣がある．ダンディー大学の医学教育センターは，1972年に英国最初の医学教育センターとして設立され，これまでに OSCE（Objective Structured Clinical Examination：客観的臨床能力試験）や Portfolio などの世界をリードする医学教育理論・手法を発信してきた．さらにここには AMEE（Association for Medical Education in Europe；欧州医学教育学会）の本部があったり，国際雑誌 *Medical Teacher* の事務局があったりすることもあり，欧州における医学教育学のメッカといわれるような場所である．

ダンディー大学医学教育学修士課程で学んだこと

　ダンディーでの大学院生としての1年間は，自らの医学教育の実践を振り返りながら，医学教育理論を学んだ期間であった．私は実際にダンディーに留学して学ぶ Face-to-face course に参加したが，数年かけて自分の施設にいたまま教育の実践をしながら学ぶことのできる Distant learning course も用意されている．

　現在，世界中で医学教育学を学ぼうとする動きが活発になってきているが，ダンディー大学の修士課程の在籍者及びこのコースに一部でも係わっている参加者を合計すると，英国で2000名，世界各国では1200名にのぼり，かなりポピュラーなコースといえる．Face-to-face course は，毎年10名前後の学生がいるが，その出身は様々であり，私のクラスメート

の出身はタイ，インドネシア，カナダ，スリランカ，サウジアラビア，パキスタン，オマーン，ナイジェリアと非常にインターナショナルであった．

医学教育学修士課程で学ぶ内容は，大きく，Curriculum Development（カリキュラム開発），Teaching and Learning（実際の教育方法），Assessment（評価），Research（医学教育研究），Option（その他）にわけられる．そしてそれらが多くの Unit に細分化されており，例えば Curriculum Development では教育理論について，Teaching and Learning では Reflection（振り返り）について，Assessment では OSCE について，そして Research では，Questionnaire の作成・実施法などについて学んだ．Option では，医学教育の中にも Evidence をきちんと立てていくという，Best Evidence Medical Education という言葉とその概念について学んだりした．

1年間のコースは3学期制になっている．授業は月・火・木・金の午前中のみとあまり多くなく，そのため当初は余裕があるだろうと予想していたが，論文も含めた多くの Reading と Unit ごとに提出する Assignment（課題）に追われて，結果として非常に多忙な生活を送ることになった．具体的には毎朝8時半に起床して通学し，9時半〜12時半まで授業，昼食の後，13時半〜16時までは授業の復習および課題に取り組み，夕食の後，朝2時ごろまで課題と翌日の予習をするというような毎日であった．1学期（9〜12月）に比べて2学期（1〜3月）になると少し要領も掴めてきたものの，やはり半年で 1200words × 40本を課せられた Assignment をこなすのはかなり大変であった．

3学期（4〜8月）になると，自分の興味のある分野について研究計画を立てて実行し1万〜1万 5000words の修士論文を書く期間となる．Literature review では100以上の論文を読むことが求められた．私は海外での臨床実習の質・量の向上を図ることを目的として，「医学生が海外での臨床実習で何を学んでいるのか？」というテーマをもとに，その質問紙作成を修士論文のテーマに選んだ．Literature review と質的研究で抽出した概念をもとに作成した調査紙の妥当性・信頼性を，Pilot study に

よって検証するというプロジェクトを行った．

医学教育に関する数々の疑問が氷解

留学して医学教育学を学んだことによって，これまで自分が関わってきた医学教育に関する数々の疑問が氷解した．例えば以前の私はシャワーのように知識を研修医に浴びせるようなスタイルの教育をしていたが，振り返りを促す形の成人学習法を学ぶことで，もう少しバランスのとれた教育ができるようになった．

また，海南病院では研修医のカリキュラムを実際に作ることにも関わっていたが，構造化された理論や方法を学んでみてはじめて，自分のやってきたことの長所・短所を見ることができるようになった．その他，フィードバックの方法を学んで研修医を叱り飛ばしていた自分を反省したり，小グループ学習法を学んでそのファシリテート法の選択肢が広がったり，Portfolio について学んで教育業績の記録や評価法について知ったりと，学んだ内容の質・量は計り知れない．また教育学の基礎理論としての構成主義や行動科学などについて学んだことで教育に対してより深い見方ができるようになったと感じている．

医学教育研究の手法を学べたことも貴重な経験であった．医学教育研究は社会科学的な研究であり，一般に日本の医学部で学ぶ基礎医学研究とは随分異なる．もともと社会医学があまり強くない日本の医学教育において，教育研究について学ぶことは難しいうえに，教育評価には 10 ～ 20 年くらいの期間がかかるという意味で教育研究そのものが難しいという問題もある．ただ質の高い教育の重要性については，自分自身が市立舞鶴市民病院の研修を受けた時に強く感じたことでもあり，ここは将来も引き続きチャレンジしていきたいと考えている．

Masters in medical education で学びたい人のために

現在，医学教育の大学院修士課程は国際的に増え続けており，世界中に 20 前後のコースが存在する．今回紹介したダンディー大学のプログラム

以外に，オランダのマーストリヒト大学，米国のイリノイ大学，オーストラリアのフリンダース大学は比較的有名である．日本人の留学経験者もいるので，是非いろいろな人から話を聞いてみて，自分にあったプログラムを選ぶとよい．

　留学に必要なものとして，これは他の留学でも同じであるが，まずはお金と英語であろう．医学教育関係の奨学金はまだ少ないため，英国の物価を考えれば，渡航前にある程度貯金をしておく必要がある．また英語力として，ダンディー大学の医学教育学修士課程であれば，IELTS で 7.0 もしくは TOEFL で 623（iBT106）のスコアが必要である．

　また医学教育の実戦経験があった方がよい．私自身，日本での指導医としての経験や，その際に感じた「これでいいのだろうか」という疑問をたくさん抱えていたため，留学してからの勉強がとても充実した．特にダンディーでは振り返りによる学習が主体となるため，一定期間医学教育の実践に関わっていることが望ましい．

　また，英国で学ぶという視点から考えると，米国の医学教育と違って，底上げ型，つまり医師になる（もしくはなっている）人たち全体の能力をどのようにレベルアップするかという考え方が強いことも注目に値する．言葉を変えれば，最低レベルの医療の質をどう保証していくのかという視点に立っているともいえる．

　このあたりは英国も含めたヨーロッパの医療が，社会民主主義的な医療制度をとっているがゆえの特徴のようにも見受けられ，大変興味深い．米国の医学教育の影響の強い日本において，少し違った視点を獲得できるという点もお勧めではないかと思う．

　ダンディーに留学する場合の Negative な面としては，田舎なので家族の娯楽が少ないこと，また英国は曇りの日が多く，冬には 3 時半ぐらいになると暗くなってしまうため，どうしても気持ちが沈んでしまいがちになることだろうか．また現在のポンド高で物価が日本の倍ぐらいになっているので，経済面でも苦労するかもしれない（実際私は苦労した）．

帰国後の進路

　修士課程を修了した日本人はまだ5名もいないが，帰国後の進路はいくつかある．まず，私のように大学の医学教育センターの教員として，主に卒前の教育業務や医学教育研究に関わることである．医学教育において卒前教育は非常に重要な位置を占めるので，大学に所属することは教育のフィールドを持てるという意味でも非常によい．また臨床研修病院で臨床にもう少し関わりながら，主に卒後教育を中心に研修医の教育や研修委員会の活動に関わるといった道もある．診療所で働きながら学生教育に関わり，それを題材にした医学教育研究を行うというようなことも可能かもしれない．

　いずれにせよまだまだ未開の分野であるので，キャリアを切り開いていくというような気持ちでいる方がよいかもしれない．

医学教育と臨床とのバランス

　医学教育学は，主に「どうやって教えるのか？」や「どのようにして評価するか？」ということを学ぶ「How」の学問であると言える．ただ教える内容（What）は，臨床医の場合は臨床医学（内科学など）であり，その知識がないまま，教え方だけがうまくなってもそれは本末転倒である．ここで「What と How のバランス」が重要となるのだが，そのバランスをうまくとるには，臨床医学をどの程度学んでから医学教育学の勉強を始めるのが適当なのか，私自身はまだ答えは出ていない．ただ少なくとも「臨床マインド」を持ち続けることができるようになってから始めたほうがよいように感じている．

　また，今後は医学教育分野に医師の資格を持たない Non-MD の Medical Educator が多くなってくることが予想される．これは非常によいことであり，そうすると医学教育専門家のキャリアのあり方はさらに多様になってくるであろう．

今後の目標

　医学教育学や医学教育研究というものの存在を知って，そういったものがあるということに大変驚いた．留学というと基礎研究をするための留学や臨床留学が主流であるが，こういった留学もあるということをより多くの人に知ってもらえるとよいと思っている．また私自身はジェネラリストであるが，その Subspecialty としての医学教育の確立，そしてその Role Modeling を今後行っていきたいと思っている．このことは，特にジェネラリストのアイデンティティの安定化につながるのではないかと考えているのがその理由である．

　さらに Academic Medical Educator として医学教育研究を今後は継続的に進めていきたい．臨床現場と乖離しない妥当性の高いリサーチクエスチョンをもとにして，日本発の医学教育研究を世界に発信することが将来の大きな夢である．

4. 米国での内科レジデント及びフェロー研修の収穫
～帰国後は診断推論の集大成をはかる～

名古屋第二赤十字病院救急・総合内科部長
野口善令
JANAMEF Fellow 1993

期　　間：1993年7月～ 1995年6月
　　　　　1995年7月～ 1997年6月
　　　　　1996年7月～ 1997年6月
研修先：ベスイスラエル・メディカルセンター内科
　　　　ニューイングランド・メディカルセンター決断分析学，医療情報学，遠隔医療学部門
　　　　ハーバード大学公衆衛生大学院公衆衛生学修士コース

3人の指導医との出会いが臨床留学を志した契機

　1982年に名古屋市立大学医学部を卒業し，大学医局へ入局して研修生活をスタートした．当時は卒後教育の暗黒時代であり，標準的な医療という考え方もあまりなかった．医局の先輩たちの診療の仕方を見よう見まねで模倣していたが，身体所見や検査所見ひとつをとっても，どの所見がすぐれていて，どの所見が信頼に足りないのかの判断に悩むことが多く，診療をするうえで行き詰まりを感じていた．

　大学病院で1年間の研修を終えた後，市中病院に赴任したが，そこで出会った3人の指導医が，自分の医師としての人生を大きく変える存在となった．その3人はいずれも米国のレジデント留学経験者であり，素晴らしい情熱をもって臨床教育を行っていた．

　当時の病院は，自分の医局の後輩には教えるけれど，他の医局の後輩には教えないといった，医局ごとの派閥が当たり前のようにあったが，彼らはそうしたこととは関係なく，とても熱心に指導してくれた．その情熱に大いに感動した．また，自分の知らないことは知らないときちんと言い，

知ったかぶりでいい加減なことを言わないという態度にも感銘を受けた．これは，教育者として大事な態度であるが，そういった行動を示してくれた人たちは，それまで自分の周りにあまりいなかったのである．

彼らは，臨床能力も高く，目から鱗が落ちる思いをさせてくれることも多かった．もちろん，今から20年以上も前のことであり，確固とした診断推論や治療の意思決定の体系を示してくれたわけではないが，合理的な医療を目指そうとする精神は伝わってきた．彼らの態度と臨床能力に深く感銘を受け，彼らのような臨床医になりたいという思いが，米国への臨床留学の興味を胚胎させた．

その後，大学医局へ帰局し，細分化された専門医としての診療を行う中で，自分を取り巻く日本の臨床医学への疑問と悩みが大きくなった．大学では専門分化志向の医療が行われており，不必要と思われるような検査であってもできる限りの検査を全部してしまうことが行われていて，それが本当に患者の役に立っているか疑問は深まるばかりだった．

臨床医としての生き方に悩んでいた時に，Sackett の *Clinical Epidemiology* を読み，これが人生を変える第二の出会いとなった．Sackett は今ではEBMの第一人者であるが，彼が，EBMの考え方を初めて解説したのがこの *Clinical Epidemiology* である．診断や治療を，論理的，合理的に考える道筋が書かれており，カルチャーショックに近い衝撃を受けた．海の向こうでは，毎日こんな臨床教育が行われているのかと憧れ，留学を決意し，準備を始めた．

東京海上メディカルサービス株式会社（現・東京海上日動火災保険株式会社）のプログラム（N Program）に応募し，日米医学医療交流財団の助成も受け，1993年にニューヨークのベスイスラエル・メディカルセンター（Beth Israel Mental Center）で内科レジデントとなった．医師になって17年目の臨床留学だった．

米国留学で得た，臨床医学に対する基本的考え方の枠組み

医師になってからの経験が長かったため，留学の際の興味の中心は，臨

床医学自体を学ぶことよりも，その教育法と医学の根底に流れる考え方を吸収することにあった．

　ベスイスラエル・メディカルセンターの内科レジデンシーでは，米国の卒後臨床教育の現場で採用されていた鑑別診断の習得法を学び，実践することができた．毎日のカンファレンスでシミュレーションを繰り返して，短期間の内に取りこぼしのない鑑別診断を身につけさせるという教育方法は非常に効率的であると感じた．

　米国の医学教育では，日本のようにテクニックやスキルを重視して検査手技に精通するよりも，むしろ検査する必要性が本当にあるのか否か，あるいはどのような検査・治療を選択するべきなのかといった総合判断能力が，医師の臨床能力の基本として重要視されてきた．その判断の規範は，公開されたデータの集積から導き出されたものである．

　米国では，データを基本ルールに従って解釈することにより，科学的根拠に基づいた医療を目指そうという考え方が伝統的に普及していた．この精神が，北米と日本の臨床医の臨床能力の差や，それを生み出している教育のシステムの違いを作り出している原動力であることを痛感した．

　2年間で内科レジデントを修了し，米国内科専門医を取得した．その後，鑑別診断を立てて，検査を選択し，治療をすすめていく枠組みの理論的な裏づけについてもっと勉強したいと考え，ボストンに移り，タフツ大学（Tufts University）の教育病院であるニューイングランド・メディカルセンター（New England Medical Center）で，臨床決断分析（clinical decision analysis）の創始者の1人である Stephan Pauker の下，フェローとして2年間学んだ．

　決断分析とは，例えば，ある治療を行った場合と行わなかった場合とで，どのような利益，不利益が生じるのかを勘案して，結果的にその治療は患者にとって好ましいのかどうかといったことを検証していく技法である．この研究室では，決断分析のコンサルトを行っており，臨床部門で決断をするのに難しい問題が生じた時に，公表されているデータを見つけてきて，最終的にどのような治療が勧められるのかを分析して，レポートするとい

う作業に携わった．

　決断分析を学ぶうちに，臨床医学の深い理解のためには，臨床疫学，生物統計学の知識が必須であることを痛感し，ハーバード大学公衆衛生大学院公衆衛生学修士コース（Harvard School of Public Health）の公衆衛生学修士コース（Master of Public Health）コースにも参加した．

　臨床疫学を学ぶことにより，臨床医学に対する基本的考え方の枠組みを見つめ直し，再構成することができた．

　疫学は本来，集団を対象とし，集団の法則性を研究する学問である．これに対して，臨床医学は「個」を対象とする．臨床疫学は，疫学の集団と臨床医学の個人との間の橋渡しをするが，その基本的な考え方は，1）集団から得られたデータを患者個人に適用すること，2）不確実性を扱う考え方（確率的世界観）を拠り所とすることの2つである．

　一生のうちでこれほど勉強したことはないというくらい多忙な4年間の米国生活ではあったが，得たものは大きかった．臨床医学の中で今まで自明であると思っていたことが，どうしてこのような考え方をするのか，その裏側にあるものが理解できるようになり，臨床がより深くなった．また，現在，卒後教育を行っていくうえで大いに役立っている．

　例えば，日本に帰国してから10年かけて他人に教えられるような形で，診断推論の集大成を作ることができた．Clinical problemに対して，まず鑑別診断のリストを作成する．Clinical problemから鑑別診断のリストを作成するためには，頻度の軸からありふれたcommonな疾患，疾患の重大性の軸から見逃すと酷い目に遭うcriticalな疾患，といった複数の視点に分けて，鑑別診断の候補を想起するといったトレーニングを行う．その鑑別診断の候補に関して，どのような検査を行えば確定診断または除外診断できるのかを考える．検査の結果から，鑑別診断の候補が除外診断できたら，次の鑑別診断の候補を同じように検討していく．

　患者が鑑別診断の候補となる疾患を持っている可能性がどれくらいかという確率を推定して，その確率を高くする（または低くする）方へ動かしていくために必要な臨床情報（病歴，身体所見，検査所見）を集めるのが

診断である．この場合，可能性を高・中・低の3つのブロックに分けて考えると理解しやすい．実戦的診断推論について，さらに詳しく知りたい人は，章末にあげた拙著『誰も教えてくれなかった診断学』を参照していただければ幸いである．

この診断推論の流れを臨床の現場で納得してもらえるように教えるのは，結構難しいが，トレーニング法を考えて現場で実践するのが現在の目標である．

後輩への助言

苦労した点には，やはり英語力の問題がある．会話はもちろん，文献や本を読むスピードが遅く，留学中に苦労した．これから留学を志す方には，語学能力のさらなる研鑽をお勧めする．また，コミュニケーションの文化的な違いにも気をつける必要があるだろう．

英語では，相手が話し終わる前に，次のことを話し出しても失礼ではない（特にニューヨークでは相手が話し終わるのを待っていると自分は何も話せないという傾向が強い）が，日本語では，最後まで聞き終わらずに話し始めるのは失礼になる．米国に何年かいると，自然と米国流の話し方が身についてしまうので，帰国後は無礼な奴だと思われないよう注意が必要である．

さらに，外国に臨床研修に行くのはいいが，帰国後のキャリアをどうするのかがこれまで問題だった．留学で得た成果を日本の現場で生かすことができなかった先輩たちも多かったのではなかったかと思われる．幸いなことに新臨床研修制度が始まって，マッチ率が教育病院の評価を決めるような時代になりつつある．研修医に魅力ある教育を提供できる人材が求められているため，今後，臨床留学経験者の活躍の場が増えることが期待できる．臨床ができ，教育のできる臨床指導医が多くの教育病院で求められており，臨床留学の経験のある人には必ず活躍の場所が与えられるはずである．ぜひよいポジションを獲得していただきたい．

私自身は，帰国後は，主として大学病院で勤務したが，最終的に現在の

名古屋第二赤十字病院総合内科に勤務している．臨床留学で学んだことを卒後教育に生かせる teaching position を得ることができ満足している．

振り返って本当に大事だったと思えるもの

　収穫の多い米国留学であったが，その中で本当に大切だったと思えるものは何かと聞かれれば，非常にたくさんの感動に出会うことができたことである．米国で出会った多くの師たちが，見返りを求めることなく熱意をもって教育してくれた．やがては日本に帰ってしまうであろう私にも，惜しみなく情熱を注いでくれた．ECFMG とのトラブルで，ビザが更新できなくなりそうになった時，ニューイングランド・メディカルセンターの Dr. Pauker が多大な労力をかけて，彼らと闘ってくれたことには今でも感謝している．

　教えることは感動を伝えることであり，その感動を次の世代に受け継いでいくことが，これからの私のミッションであると考えている．

【参考図書】
　野口善令，福原俊一共著『誰も教えてくれなかった診断学―患者の言葉から診断仮説をどう作るか』（医学書院）

資料 1

2009年度 JANAMEF
《研修・研究,調査・研究助成募集要項》

助成要項（A）──研修・研究助成
(JANAMEF-A)

1．助成内容　医療関係者の米国・カナダ他における医療研修助成ならびに米国・カナダ他の医療関係者の日本における医療研修助成（研修期間1年以上）

2．応募資格　①2009年4月1日から2010年3月31日までに出国, および留学開始より3年以内で残り1年以上の留学期間の在米者
②臨床研修あるいは医学研究を希望する医療関係者で各専門職種の免許取得の方
③TOEFL CBT 213点以上, PBT 550点以上, iBT80点以上取得かそれに準ずる英語能力を有する方
④FMGEMS／USMLE・MCCEEGFMS・CGFNS等の合格者
⑤臨床研修を重視
⑥研修先が決まっている方(研修先の紹介はしておりません)
⑦海外での有給者（4万ドル年／以上）ならびに当財団から4年以内にA項の助成を得た者は 原則として応募資

格はありません．
＊応募資格につきましては財団ホームページを確認ください

3．助成人数　毎年約15名前後
　　助 成 額　最高100万円（総額1500万円）

4．提出書類　①申込書（所定用紙・JANAMEF A–1，A–2，A–3，A–4，A–5，A–6）
　　　　　　＊申し込み用紙ダウンロードページでPDF書類がダウンロードできます
　　　　　　②履歴書・和文（所定用紙2枚．上記PDF書類とセットになっています），英文（A4サイズ・1枚／書式自由）各1通
　　　　　　＊①，②の写真は同一写真で，証明用として最近3カ月以内に撮られたもの
　　　　　　＊家族構成（履歴書に必ずご記入ください）
　　　　　　③健康診断書
　　　　　　＊応募前3カ月以内で現在の健康状態がわかる程度の内容のもの
　　　　　　④卒業証書のコピーまたは卒業証明書
　　　　　　⑤専門職種免許証のコピー（縮小コピー可）
　　　　　　⑥USMLE等の合格証をお持ちの方はコピーを提出してください
　　　　　　⑦英語能力試験（TOEFL等）の点数通知書のコピー
　　　　　　＊TOEFLを取得されていない場合（在米者の方も）は受験し，点数通知書のコピー
　　　　　　⑧論文リスト（主な3篇以内 JANAMEF A–5）をA4サイズ1枚に

⑨誓約書（所定用紙・JANAMEF A-6）
⑩推薦書（英文厳守・A4サイズ，1枚）2通
＊推薦者のうち1名は当財団賛助会員であること
＊2名とも賛助会員でない場合は，どちらか1名に賛助会員になってもらってください（賛助会費・1口1万円）
＊推薦書はレターヘッド付の便箋を使用し，英文でお書きください（日本語の推薦書は認められません）
＊ひな型はありません
＊応募者の方の人物像がわかる内容をご自身の言葉で，また推薦者の方の財団との現在・今後の係わり合い方も含めてお書きください
＊推薦書は推薦者本人が直接、財団へお送りください
⑪米国・カナダ他あるいは日本での研修または研究受入れを証明する手紙
＊受入れ先機関の代表者または指導者のサイン入りのもの（コピー可）
⑫収入証明書または契約書のコピー
＊在米応募者で現地での収入がある方は，必ず1年間の総額を証明するもの（給与証明書等）をつけてください
＊留学中，日本での収入がある場合も必ず1年間の総額を証明するもの（給与証明書等）を付けてください
⑬応募者一覧表作成用書式
⑭上記1–13とセルフチェックリスト

書類はできるだけタイピングしたものをご提出願います
（他にタイピングしたものの，切り貼りでも結構です）
以上14項目の書類をクリアファイルに入れて期限までに提出してください

5．応募締切　2009年3月末日（期日までに着，厳守）
6．選考方法　選考委員会が書類審査ならびに，面接のうえ採否を決定します．在米者は書類審査に加え，電話面接を計画しています．

7．選　考　日　5月初め予定

8．選考結果の通知
　　　　応募者本人宛に郵便により通知します．在米者は原則として日本国内連絡先に通知します．

9．送金方法　合格者は出入国日を所定の連絡票によって財団に通知してください．それにもとづいて振込みます．

10．義務　　1）研修開始後の近況報告（手紙や葉書で．JANAMEF NEWS 掲載用）
　　　　　　2）研修報告
　　　　　　＊様式は特に定めていません．A4，1枚（40字×30行くらい）日本語または英語．帰国後1カ月以内）
　　　　　　3）賛助会員に入会
　　　　　　4）財団主催のセミナーや財団活動への協力等
　　　　　　5）助成金に対する使途明細書を提出（帰国後1カ月以内）

11．助成金の取消
　　　　下記の不履行があるときは，助成金の取消，助成金の停止，もしくは振込まれた助成金の返却を通告します．
　　　　　　1）提出書類に虚偽の記載があった場合
　　　　　　2）医療関係者としてふさわしくない行為があった場合
　　　　　　3）第10項の義務1）〜5）までの不履行

助成要項（B）──研修・研究助成
(JANAMEF-B)

1. 助成内容　日本の医療関係者の米国・カナダ他における調査・研究助成，ならびに米国・カナダ他の医療関係者の日本における調査・研究助成（在外期間1年以内）

2. 応募資格　財団の事業目標に合致した分野での短期調査・研究を希望する医療関係者で，海外および日本での生活に直ちに順応できる人物であること．ただし当財団から4年以内に助成を得た者は対象としません．

3. 助成人数　約15名前後
   助 成 額　10万～50万円（総額500万円）

4. 提出書類　①申込書（所定用紙・JANAMEF B-1，B-2による）
   ＊申し込み用紙ダウンロードページでPDF書類がダウンロードできます
   ②履歴書・和文（市販横書），英文（A4サイズ・1枚／書式自由）どちらか1通
   ＊①，②の写真は同一写真で証明用として最近3カ月以内に撮られたもの
   ③卒業証書のコピーまたは卒業証明書
   ④専門職種免許証のコピー
   ⑤米国・カナダ他および日本での調査・研究の受入れを証明する手紙等（コピー）
   ＊受入れ先機関の代表者または指導者のサイン入りの手紙

⑥推薦書（英文・A4サイズ，1枚）2通
＊推薦者のうち1名は当財団賛助会員であること
＊2名とも賛助会員ではない場合，どちらか1名に賛助会員になってもらってください（賛助会費・1口1万円）
⑦英語能力試験の点数通知のコピー（TOEFLなど受験の方は）
⑧旅行計画書
⑨応募者一覧表作成用書式
⑩セルフチェックリスト

　PDF書類はそのままタイピングしてプリントアウトして提出してください
　書類はできるだけタイピングしたものをご提出願います
（他にタイピングしたものの，切り貼りでも結構です）
　以上10項目の書類をクリアファイルに入れて期限までに提出してください

5．応募締切　毎年9月末日および3月末日（期日厳守）

6．選考方法　選考委員会が書類審査により行います．

7．選考日　毎年10月および5月初め予定

8．選考結果の通知
　　　　　　応募者本人宛，郵便により通知します．

9．送金方法　財団所定の連絡票による出国または入国日の本人の通知にもとづいて振込みます．

10. 義務　　1）調査・研究報告
　　　　　　＊様式は特に定めていません．A4，1枚（40字×30行くらい）
　　　　　　＊帰国後1カ月以内
　　　　　　2）賛助会員に入会
　　　　　　3）財団主催のセミナーや財団活動への協力等
　　　　　　4）助成金に対する使途明細書を提出すること

11. 助成金の取消
　　　　　　次に述べる行為が確認された時，助成金の取消，助成金の停止，もしくは振込まれた助成金の返却を通告します．
　　　　　　1）提出書類に虚偽の記載があった場合
　　　　　　2）医療関係者としてふさわしくない行為があった場合

◉問い合わせ先

（財）日米医学医療交流財団
〒113-0033　東京都文京区本郷3-27-12　本郷デントビル6階
（財）日米医学医療交流財団
Tel：03-6801-9777
Fax：03-6801-9778
e-mail ● nichibei@janamef.or.jp

資料 2

JANAMEF 助成者リスト

2008 年度
助成者リスト（医師A項）

ID	Year	氏名	研修先・分野
319	2008	荒木貴子	Beth Israel Medical Center
320	2008	大澤弘勝	The Hospital for Children, Toronto, Canada
321	2008	大塚亮平	University of Rochester Medical Center
322	2008	金光ひでお	Intermountain Medical Center
323	2008	蔵満　薫	Harvard Medical School
324	2008	恒吉裕史	Sunnybrook Health Siences Centre
325	2008	中川敦寛	University of California, San Francisco
326	2008	中西幸浩	Massachusetts General Hospital and Harvard Medical School
327	2008	中山郁恵	Pennsylvania Hospital
328	2008	北方敏敬	University of Pittsburgh Medical center
329	2008	堀　圭二朗	University of Alberta
330	2008	宮崎　景	University of Michigan Department of Famiry Medicine
331	2008	宮下偉路	University of Pittsburgh Shadyside
332	2008	山下　勝	University of Wisconsin School of Medicine and Public Health
333	2008	渡瀬剛人	OHSU Department of Emergency Medicne

＊頭のIDは『家庭医学・総合診療にみる医学留学へのパスポート』よりの続きの番号です。

2007〜2008年度
助成者リスト（医師B項）

ID	Year	氏名	研修先・分野
115	2007	浅井浩司	King's College Hospital
116	2007	河本慶子	Stanford Faculty Derelopment Center
117	2007	中村尚生	University of Rochester
118	2007	三原華子	McMaster University
119	2008	塩見 和	Brigham and Woman's Hospital
120	2008	武市卒之	Heidelberg University Hospital
121	2008	薬谷 理	The Hospital for Sick Children, Toronto

＊頭のIDは『家庭医学・総合診療にみる医学留学へのパスポート』よりの続きの番号です．

2008年度
助成者リスト（看護師A・B項）

ID	Year	氏名	研修先・分野
123	2008	熊倉純子	University of California, Riverside Extension

＊頭のIDは『家庭医学・総合診療にみる医学留学へのパスポート』よりの続きの番号です．

資料 3

環太平洋・アジア基金

1. 助成内容　①日本での講演，研究並びに研修のために来日する医療関係者の助成
　　　　　　②日本の医療関係者で環太平洋・アジア諸国へ調査，研究並びに研修のために訪問する者の助成
　　　　　　③その他

2. 応募資格　原則として医療関係者

3. 助成人数　1年間：5名以内
　　　助成額　　1件：50万円以内（総額200万円）

4. 提出書類　①申込書
　　　　　　②履歴書　和文または英文1通
　　　　　　③受入れを証明する手紙等（コピー）
　　　　　　④推薦者（A4サイズ）2通，推薦者のうち1名は当財団賛助会員であること
　　　　　　⑤旅行計画書
　　　　　　⑥応募者一覧表作成用書式

5. 応募締切　毎年9月末日および3月末日

6. 選考方法　選考委員会が書類審査により行なう

7. 選考結果の通知
　　　　　応募者本人宛てに通知する

8. 支給方法　財団所定の連絡票による出国または入国日の本人の通知に
　　　　　もとづいて支給する

9. 被助成者の義務
　　　　　1）調査・研究報告（様式は特に定めていない．A4判．
　　　日本語または英語．帰国後1カ月以内）
　　　　　2）財団事業の支援（賛助会員に入会，帰国後は財団主催
　　　のセミナー，財団の活動への協力等）

10. 助成金の取消
　　　　　次に述べる行為が確認された時，助成金支給の取消，助成
　　　金の停止，もしくは支給された助成金の返却を通告する．
　　　　　1）提出書類に虚偽の記載があった場合
　　　　　2）医療関係者としてふさわしくない行為があった場合

11. 問い合わせ先
　　　　　財団法人　日米医学医療交流財団
　　　　　〒113-0033　東京都文京区本郷3-27-12
　　　　　本郷デントビル6階
　　　　　Tel：03-6801-9777
　　　　　Fax：03-6801-9778
　　　　　e-mail ● nichibei@janamef.or.jp

資料 4

助成団体への連絡および, 留学情報の問い合わせ先

財団法人　日米医学医療交流財団
JAPAN-NORTH AMERICA MEDICAL EXCHANGE FOUNDATION
（JANAMEF）
〒113-0033　東京都文京区本郷 3-27-12 本郷デントビル6階
Tel：03-6801-9777
Fax：03-6801-9778
e-mail ● nichibei@janamef.or.jp
URL ● http://www.janamef.or.jp/

カプラン・エデュケーショナルセンター・ジャパン
窓口／ディレクター　染谷信太郎
〒107-0052　東京都港区赤坂 7-2-21　草月会館 8 F
Tel：03-3403-3546
Fax：03-3403-3547
e-mail ● s-someya@kaplan.ac.jp
URL ● http://www.kaplan.ac.jp

（有）トータルヘルス教育ネットワーク
窓口／鈴木勇
〒350-1126　埼玉県川越市旭町 3-18-23
Tel：049-249-5720・241-9797
Fax：049-249-5721
e-mail ● total-health@025then.com
URL ● http://www.025then.com

※看護長期院内研修手配（アメリカ），学生短期留学企画（医学部・看護学部），専門分野視察研修企画手配，留学手続（医療英語研修・語学研修・大学），ホームステイプログラム手配

あとがき

JANAMEF 常務理事
京都大学大学院医学研究科　初期診療・救急医学分野教授
小池　薫

　私と日米医学医療交流財団との出会いは，アメリカコロラド州 Denver にある Denver General Hospital（現在は Denver Health Medical Center と改名），Department of Surgery への留学（1990 年 4 月から 1994 年 1 月まで）がきっかけでした．

　大学卒業からの 8〜9 年間，内科・外科を中心とした臨床経験を積み，今後は救急医学の分野で活動したいと考えていた私は，日本医科大学救急医学教室の山本保博助教授（前主任教授）からのアドバイスもあり，アメリカ留学を決意しました．

　私にとって留学の第一の目的は，日本ではほとんど行われていなかった外傷に関する基礎研究を行うこと，第二の目的は，世界の外傷診療の最先端を見ることでした．もちろん，異文化に触れることも楽しみにしていました．

　Denver General Hospital には，世界で屈指の Trauma Center（外傷センター）があります．当時は Prof. Ernest E. Moore と弟の Dr. Frederick A. Moore（現在 Housuton Methodist Hospital 外科部長）が外傷診療全体を取り仕切っていました．

　Prof. Ernest E. Moore はすでに，外傷外科の臨床面では他の追随を許さない実績を持っていらっしゃいましたが，その頃は「これからの外傷外科医は基礎研究をやらないと未来がない」と決意された時期でありました．私も Prof. Ernest E. Moore の方針のもと，ほとんどの時間を研究に充て，特別な外傷症例と心臓移植がある時だけ手術見学させていただくことにしました．

　時間にゆとりができた時には，大学内にある熱傷グループの基礎研究にも参加しました．留学期間全体を振り返ってみると，当然のことながら，研究はうまくいったりうまくいかなかったりで，喜んだり悲しんだりして

いました．

　また，関連施設の University of Colorado, Department of Surgery では心臓外科の基礎研究が盛んに行われており，研究のノウハウや新しい知見をかなり教えていただきました．

　帰国後は，アメリカでの研究成果をさまざまな学会で発表し，論文として公表しました．これらは相応の実績として国内外で評価を受け，学位申請，アメリカの各種学会へのメンバーシップ申請，日本の各種専門医申請，学会評議員申請など，キャリアアップに役立ちました．関連した研究は現在も継続しています．
　さらに，世界の外傷診療の最先端を知ることができたため，臨床面でも自信を持って意見が言えるようになったこと，海外の多くの先生方と知り合い，世界と交流の輪を広げることができたことも留学から得られた大きな財産でした．

　留学に不安はつきものです．「留学先はどこがいいのか．留学して得たことは帰国後どのように活かせるのか」など，いろいろ相談したいことがあるでしょう．そのような時にはぜひ財団にご連絡ください．財団から助成を受けて留学した先輩方が，親身になって相談にのってくれるでしょう．
　留学した当初，私のコミュニケーション能力はおそまつで，とりわけ最初の２年間は英語で苦労しました．やはり，可能であれば，留学前に少しでも英語力を向上させておくといいでしょう．とはいえ，やる気さえあれば，英語力に少々の問題があっても，そのまま海外に飛び出していけばいいのです．必ずうまく行きます．

　最後になりましたが，執筆いただきました先生方，2007 年秋に名古屋で留学セミナーを企画してくださった伴信太郎先生にお礼を申し上げます．

　　　2008 年 6 月 20 日　　　京都にて

執筆者紹介

▶ I 部 ◀

加藤陽一（かとう・よういち）
神奈川県出身
2002 年　富山医科薬科大学（現富山大学）　医学部医学科卒業
同　　年　富山医科薬科大学第二内科研修医
2004 年　在沖縄米国海軍病院インターン
2005 年　東京海上日動メディカルサービス（株）
2006 年　ベスイスラエルメディカルセンター救急医学科レジデント（ニューヨーク）

有井麻矢（ありい・まや）
神奈川県出身
2005 年　慶應義塾大学医学部卒業
同　　年　慶應義塾大学病院初期臨床研修医
2007 年　イェール大学医学部救急科レジデント
e-mail: maya.arii@yale.edu

渡瀬剛人（わたせ・たけと）
愛知県出身
2003 年　名古屋大学医学部卒業
同　　年　愛知県厚生連海南病院研修医（〜 2005 年）
2005 年　名古屋掖済会病院救急科（〜 2007 年）
2007 年　オレゴンヘルスサイエンス大学救急部レジデント
e-mail: wataset@ohsu.edu

志賀　隆（しが・たかし）
2001 年　千葉大学医学部卒業
2001 年　国立病院東京医療センター研修医（〜 2003 年）
2003 年　在沖縄米国海軍病院インターン（〜 2004 年）
2004 年　浦添総合病院救急部後期研修医（〜 2006 年）
2006 年　メイヨークリニック救急部レジデント
email: shihee@gmail.com
ブログ: http://emp.cocolog-nifty.com/

許　勝栄（きょ・かつひで / ホ・スンヨン）
大阪府出身
1997 年　神戸大学医学部卒業
同　　年　天理よろづ相談所病院ジュニアレジデント
1999 年　同　　　循環器内科シニアレジデント
2001 年　在沖縄米国海軍病院インターン
2002 年　神戸市立中央市民病院救急部専攻医
2003 年　同　　　救急部副医長
2004 年　オレゴンヘルスアンドサイエンス大学救急医学レジデント
2007 年　横須賀米海軍病院救急科スタッフ

永國里可（ながくに・りか /O'Malley, Rika）
大阪府出身
1994 年　大阪医科大学卒業
同　　年　在沖縄米国海軍病院インターン（〜 1995 年）
1995 年　大阪府立千里救命救急センター研修医（〜 1997 年）
1997 年　結婚を機に渡米
2002 年　アルバート・アインシュタイン医療センター小児科レジデント（〜 2004 年）
2004 年　同　　　救急医学科レジデント
2008 年7月よりアルバート・アインシュタイン医療センター救急医学科スタッフ
e-mail: solamika@hotmail.com

御手洗　剛（みたらい・つよし）
東京都出身
2002 年　ローチェスター大学医学部卒業
同　　年　メリーランド大学病院内科・救命救急レジデント
2007 年　スタンフォード大学集中治療科フェロー
同　　年　米国内科専門医，米国救急専門医を取得
e-mail: tmitarai@stanford.edu

井上信明（いのうえ・のぶあき）

奈良県出身
1996 年　奈良県立医科大学卒業
同　　年　天理よろづ相談所病院研修医
1998 年　茅ヶ崎徳洲会病院研修医
2000 年　天理よろづ相談所病院小児科研修医
2002 年　ハワイ大学医学部小児科レジデント
2005 年　ロマリンダ大学医学部救急科小児救急フェロー
同　　年　米国小児科専門医資格取得
同　　年　ロマリンダ大学公衆衛生大学院国際保健学科修士課程

吉野　理（よしの・おさむ）

東京都県出身
2004 年　東北大学医学部卒業
同　　年　国立国際医療センター救急部研修医
2006 年　同　　　救急部レジデント
2007 年　ジョンハンター病院客員研究員
2008 年　ニューキャッスル大学医学科外科学大学院
e-mail: osamu1979@mac.com

関根和彦（せきね・かずひこ）

千葉県出身
1995 年　慶應義塾大学医学部卒業
同　　年　慶應義塾大学病院救急部入局, 外科学教室研修医
1996 年　足利赤十字病院外科医員
1998 年　慶應義塾大学医学部救急部助手
2000 年　済生会神奈川県病院交通救急センター　救急部・外科医員
2002 年　東北大学大学院医学系研究科救急医学分野助手
2003 年　マサチューセッツ総合病院外科/シュライナーズ小児熱傷病院リサーチフェロー
2006 年　済生会神奈川県病院救急部・外科医長
2007 年　済生会横浜市東部病院救命救急センター　救急部・外科医長
2008 年　慶應義塾大学医学部救急医学助手
　　　　　日本救急医学会専門医・指導医
　　　　　日本外科学会認定医・専門医
　　　　　日本消化器内視鏡学会認定医・専門医
　　　　　日本熱傷学会専門医
　　　　　日本救急医学会関東地方会幹事, 編集委員

▶解説◀

小池　薫（こいけ・かおる）
兵庫県出身
1981 年　　慶應義塾大学医学部卒業
同　　年　東京都済生会中央病院臨床研修医（内科・外科）
1984 年　　国立がんセンターレジデント（外科）
1987 年　　医療法人誠和会白鬚橋病院（内科・外科・救急医学）
1990 年　　コロラド大学・デンバー総合病院リサーチフェロー
1994 年　　日本医科大学救急医学教室助手
2000 年　　同　　　講師
2001 年　　東北大学大学院医学系研究科救急医学分野助教授
2006 年　　京都大学大学院医学研究科初期診療・救急医学分野教授
e-mail: kkoike@kuhp.kyoto-u.ac.jp

▶II部◀

赤津晴子（あかつ・はるこ）
東京都出身
1994 年　　ブラウン大学医学部卒業
1997 年　　スタンフォード大学内科レジデント修了
1999 年　　スタンフォード大学内分泌代謝内科フェロー修了
現　　在　ピッツバーグ大学内分泌内科助教授

岸本暢将（きしもと・みつまさ）
神奈川県出身
1998 年　　北里大学医学部卒業
同　　年　沖縄県立中部病院研修医
2000 年　　在沖縄米国海軍病院インターン
2001 年　　ハワイ大学内科レジデント
2004 年　　ニューヨーク大学リウマチ膠原病科フェロー
同　　年　米国内科専門医（American Board of Internal Medicine）
2006 年　　亀田総合病院リウマチ膠原病内科医長
同　　年　米国リウマチ膠原病科専門医
2007 年　　東京大学・東京医科歯科大学・北里大学医学部非常勤講師（兼務）
同　　年　医学博士

神谷　亨（かみや・とおる）

静岡県出身
1991 年　名古屋大学医学部卒業
同　　年　市立舞鶴市民病院内科研修医
1997 年　自治医科大学附属さいたま医療センター総合診療科シニアレジデント
1998 年　日本内科学会内科認定医，専門医を取得
1999 年　静岡市御殿場石川病院内科
2002 年　ハワイ大学内科レジデント
2005 年　ユタ大学感染症科フェロー
同　　年　米国内科専門医を取得
2007 年　洛和会音羽病院感染症科部長，総合診療科副部長
同　　年　米国感染症専門医を取得
2008 年　洛和会音羽病院感染症科部長，総合診療科部長
e-mail: rakuwadr012@rakuwadr.com

財団法人　日米医学医療交流財団
JAPAN-NORTH AMERICA MEDICAL EXCHANGE FOUNDATION
(JANAMEF)

1988年10月，財団法人として設立．翌1989年5月には特定公益増進法人として認定された．北米諸国間の医療関係者の交流，医療関係者の教育ならびに保健医療の向上への寄与を主な事業目的に，医学医療研修者の留学助成，セミナーやシンポジウムなどを年に数回開催，日米両国の医学医療に関する調査助成も行っている．医学医療研修者に対する助成は，財団設立初年度の10名を手始めに現在まで約500名に達する．

〒113-0033　東京都文京区本郷3-27-12 本郷デントビル6階
Tel：03-6801-9777/Fax：03-6801-9778
e-mail ● nichibei@janamef.or.jp
URL ● http://www.janamef.or.jp/

シリーズ日米医学交流 No.8　救急医療にみる医学留学へのパスポート

2008年7月30日初版第1刷発行

Ⓒ 編者　財団法人　日米医学医療交流財団

発行所　株式会社はる書房
〒101-0051　東京都千代田区神田神保町1-44 駿河台ビル
Tel.03-3293-8549/Fax.03-3293-8558
振替 00110-6-33327
http://www.harushobo.jp/

落丁・乱丁本はお取り替えいたします．　印刷　中央精版印刷／組版　閏月社
ⒸJAPAN-NORTH AMERICA MEDICAL EXCHANGE FOUNDATION, Printed in Japan, 2008
ISBN 978-4-89984-098-5　C3047

はる書房◎好評の既刊書

はじめて見るイラストの数々
はじめて知る人工臓器の世界

人工臓器イラストレイティッド

日本人工臓器学会 編集

ヒトのからだに、いかになじませ、いかにその働きを助けるものにできるか——50年以上もの研究・開発の結果、生まれた現代の人工臓器。そのしくみや働きを、普段は見ることのできない視点で、姿も鮮やかに描きだす。
ヒトにやさしい医療を目指して、さらなる進歩を遂げる人工臓器の世界へ、ようこそ。

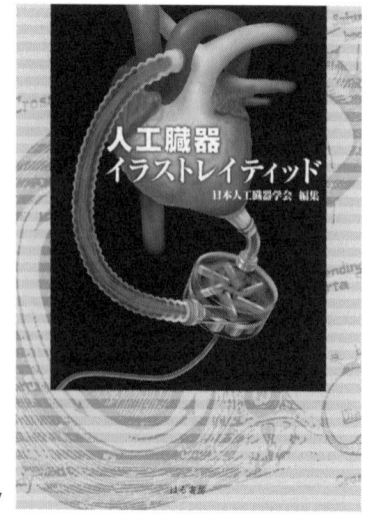

◆A4判並製／88頁［オールカラー］
　本体2200円　ISBN978-4-89984-080-0 C0047

はる書房◎好評の既刊書

「臓器移植のほかに治療法がない」、重い心臓病や肝臓病などに、
あなた自身が、あるいは家族のひとりが倒れたなら、
どうしますか？

生きたい！
生かしたい！

臓器移植医療の真実

トリオ・ジャパン 編集

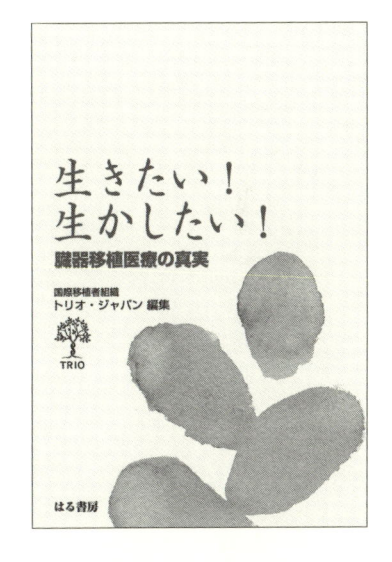

本書では、移植という選択をした患者やその家族が体験する「生きたい！」「生かしたい！」という必死の闘いについて、たくさんの著作から引用・転載するかたちでまとめています。
移植を望んだそのとき、患者やその家族が何を感じ、どう行動したかを知ってもらいたいと思います。

◆四六判並製／240頁／本体1400円　ISBN978-489984-092-3 C0047

トリオ・ジャパンとは
米国・ワシントンD.C.に本部を置く、トリオ・インターナショナル（Transplant Recipients International Organization）の日本支部。臓器移植を必要とする患者（キャンディデート）、臓器移植を受けた患者（レシピエント）、およびその家族がよりよい社会生活を送るためのサポートを行う団体として1991年に発足された。